＼塩分1日6g／

わがまま男をうならせる うまい! 減塩めし

栄養と料理 編
料理 本田よう一

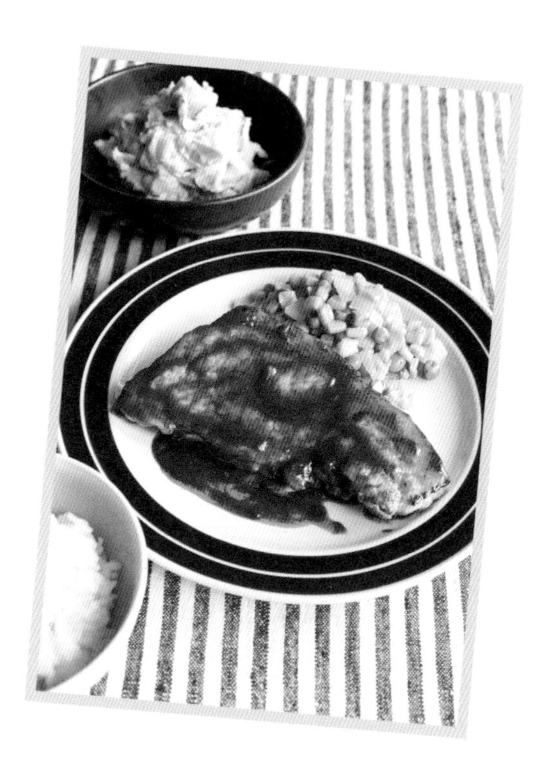

女子栄養大学出版部

はじめに

僕はお酒とラーメンが好きです。40歳も目の前です。
人生の最後までおいしく食べたい、飲みたいです。
そのためにも減塩をします。
僕には妻と2歳の息子がいます。家族の健康のため、自分自身の健康を守るために、いちばんてっとり早くとり組めて、健康に影響が大きい「塩（塩分）」の量を減らすこと決めました。
「塩」を減らすことで、高血圧を防ぎ、動脈硬化を防ぎ、健康を維持しやすくします。家族も同じ減塩の食事にすることで、大人はもちろん、小さな子どもにとっても体に負担がかかりにくくなります。すぐに効果があるものではないですが、5年、10年、20年と続けていくうちに、きっと自分の体も、ひいては家族をも守ることになります。
とはいえ、減塩を始めたけど、減塩料理はおいしくない、というかたが多いんじゃないかと特に男性（僕も含めて）……。
男性は、こってり、こっくり、しっかりとした味の料理が好きです。これらの料理は、味にイメージがあるので、急に塩分を減らすとおいしくない、と感じてしまいます。
当然、ただ塩分を減らすだけだと味もボリュームも物足りなく感じます。ですが、くふう次第でこれらをカバーできます。
僕が実践している減塩テクニックを使えば、日ごろ、減塩料理にあれこれと文句をいう男性に「うまい！」とうならせるような減塩料理が作れます。

この本では、僕の減塩テクニックを駆使して、男性でも満足する減塩料理を紹介します。
そこで、まず男性が好きな定番の料理から減塩してみてはいかがでしょうか。
「この味アリ！」「むしろこの味がいい!!」となることまちがいなしです。それに、減塩の料理のほうが、じつはおいしいんです！
塩分を控えめにすることで最初は物足りないかもしれませんが、うす味は続けると慣れてきます。そうすると、徐々に味覚が敏感になってきて「素材をおいしく感じやすく」なります。
減塩すると、素材が持つ本来の味や香りや食感などを味わえる味覚が育つ、というおまけつきです。
毎日のごはん作りで、減塩を考えながら、作ること、作り続けることは、負担になる日もあります。だから、「素材はできるだけ少なく、洗い物も少なく、調味料も少なく、調理時間も少なく」をテーマにレシピを考えました。
市販の調味料も減塩仕様に手軽に作り変えると日常使いでもぐっと減塩することができます。
こんなことからでも減塩できますので、できるところから減塩をはじめてみませんか。
急にがんばらずに少しずつ。
そうすれば、きっと減塩の味に慣れていくに連れて、外食の濃い味つけにも気づき、減塩の意識が高くなるはずです。
少しずつでいいので、「塩」を減らすことで、家族を元気な体にしていきましょう。

２０２１年1月吉日　本田よう一

目次

はじめに 2
この本の使い方・考え方 6
この本で使用した調味料 8

男が満足できる減塩ポイント6 9
ポイント1 下味をしっかりつける 9
ポイント2 粉をまぶして味をまとわせる 10
ポイント3 香味野菜やスパイスを活用する 11
ポイント4 だしをきかせる 12
ポイント5 油のこくを活かす 13
ポイント6 酢や酸味でこくをプラス 14

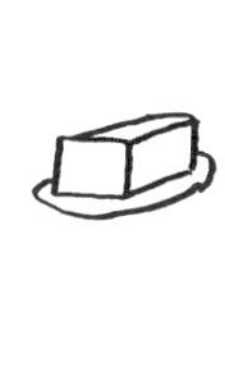

主菜

男性が好きな料理から減塩をはじめてみましょう 15
豚肉のしょうが焼き 17
鶏肉のから揚げ 19
サーモンフライ タルタルソース 21
ブリ大根 23
麻婆豆腐 25
ポークカレー 27
ごまだれ冷やし中華 29
チキンマカロニグラタン 31
牛丼 33
ミートソーススパゲティ 35
焼き肉 37
具だくさん豚汁 39
豚キムチ 40
豚肉ののりえのき巻き 41
グリルチキンのシーザーサラダ 42
ささ身チーズカツレツ 43
手羽先の香味グリル 44
牛ステーキ 45
棒ギョーザ 46
しそ鶏つくね 47
サケとじゃが芋のペペロンチーノいため 48
サバのソテー ねぎソースかけ 49
タコと長芋のホイル焼き 50
アサリとブロッコリーのスパゲティ 51

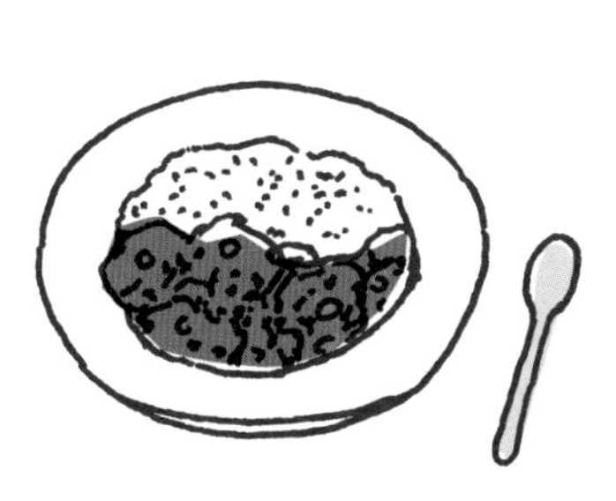

副菜

野菜たっぷり　ボリュームおかずで減塩 52
きゅうりのピリ辛あえ 53
レタスときゅうりのごまナムル 53
トマトのみょうが冷ややっこ 54
トマトのとろろこんぶ甘酢あえ 54
レンチン蒸しなすのわさびおろしあえ 55
タコと豆苗のしょうがじょうゆだれ 55
マカロニサラダ 56
アボカドとゆで卵のサラダ 56
れんこんのきんぴら 57
オクラとなすのカレーいため 57
えのきとしめじの青のりバター塩焼き 58
豆苗とピーマンのおかかにんにくいため 58
じゃが芋の鶏そぼろあんかけ 59
キャベツとツナのしょうがオイルいため 59

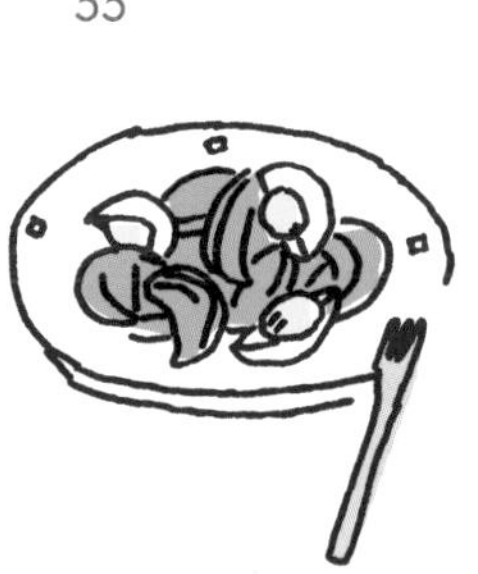

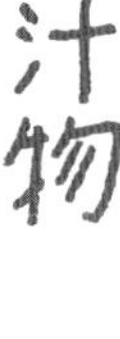

具だくさんにして〝食べる汁物〟にする 60
キャベツとのにんじんの野菜スープ 61
いため玉ねぎのスープ 61
刻みオクラとのりのみそ汁 62
油揚げとパプリカのみそ汁 62
じゃが芋とわかめのごまみそ汁 63
なめことねぎのすまし汁 63
サクラエビとにらの中国風スープ 64
えのきとしいたけのサンラータン風 64

自家製減塩調味料

市販の調味料を自分で減塩調味料に変身させる 65
めんつゆ 66
鶏胸肉のめんつゆ竜田揚げ 67
カジキとアボカドのめんつゆバターいため 68
シラスとさやえんどうの卵とじ 69
焼きアスパラのめんつゆ漬け 69
ポン酢しょうゆ 70
豚肉とれんこんのみょうがポン酢漬け 71
サケとなすのトマトポン酢だれ 72
エビとエリンギのガーリックポン酢いため 73
にらさんしょうポン酢 73
焼き肉のたれ 74
牛肉ともやしのプルコギ風 75

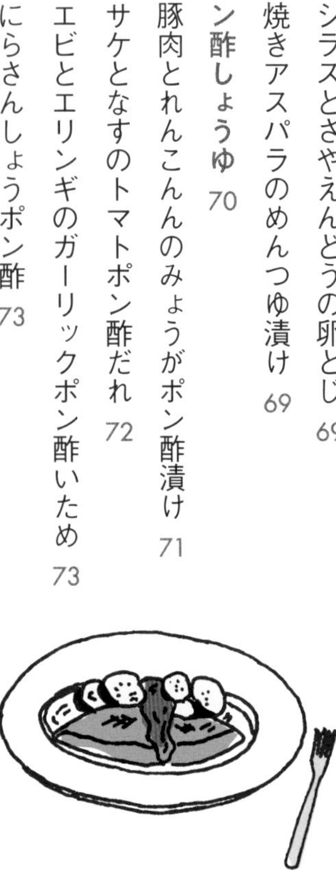

ブリのソテー 香味照り焼き 76
マグロとアボカドの焼き肉のたれ漬け 77
竹の子の焼き肉のたれいため 77

オイスターソース 78
しめじの豚バラ巻き ごまオイスターソース 79
チンジャオロースー風 80
イカとズッキーニのオイスターバターいため 81
長芋のレンジ蒸し レモンオイスターソースかけ 81

中濃ソース 82
豚バラと小松菜のくたくたソースいため 83
ヒレカツ 84
牛肉とまいたけのソース煮込み 84

2品でととのえる減塩献立

毎日続けるために肩の力を抜いて作れる献立に！ 85

ポークソテーの献立 87
ポークソテー／ポテトサラダ

油淋鶏（ゆーりんちー）の献立 89
油淋鶏／もやしとセロリのナムル

肉豆腐 カレー風味の献立 91
肉豆腐 カレー風味／青菜とにんじんの塩おかかいため

煮込みハンバーグの献立 93
煮込みハンバーグ／ブロッコリーのナッツチーズあえ

カジキとれんこんの照り焼きの献立 95
カジキとれんこんの照り焼き／きのこのおろしあえ

サバのねぎみそ煮の献立 97
サバのねぎみそ煮／にんじんの白あえ

エビのチリソースの献立 99
エビのチリソース／たたききゅうりの薬味あえ

スパゲティナポリタンの献立 101
スパゲティナポリタン／わかめのコーンポタージュ

バターチキンカレーの献立 103
バターチキンカレー／きゅうりと豆のヨーグルトサラダ

豚肉とねぎの卵チャーハンの献立 105
豚肉とねぎの卵チャーハン／蒸しなすのピリ辛ポン酢あえ

鶏肉ときのこのなべの献立 107
鶏肉ときのこのなべ／水菜と三つ葉ののりあえ

掲載料理索引と栄養価一覧 108

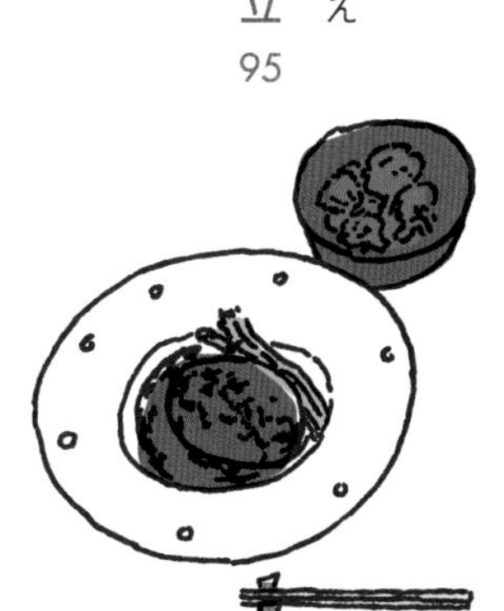

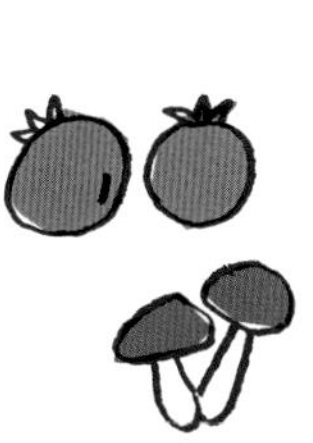

この本の使い方・考え方

本書は、さまざまな病気で、一日あたりの食塩摂取量を6g以下と塩分制限されたかた、特に男性に向けた本です。

塩分を控えた料理は、どちらかというと男性には味もボリュームも物足りなく感じてしまうようです。そこで、男性でも満足が得られるようにくふうした減塩料理を紹介します。そのくふうとは……。

「男が満足できる 減塩ポイント6」（9～14ページ）

男性に満足感のある減塩料理にする減塩ポイントを6項目挙げています。各料理に、この中から活用したポイントの番号と具体的な内容を紹介します。

さらに、この6つの減塩ポイントのほかにもおいしく減塩するコツがあります。それらを料理ごとに丁寧に解説しています。

これらのポイントをおさえれば、さまざまな料理にも応用できるようになります。

すべての料理に「おかずの組み合わせ例」を1～2例紹介

紹介した料理に対して、一日あたりの食塩摂取量を6g以下、エネルギー量が1600～1800㎉になるようなおかずを組み合わせています。紹介した料理が「主菜」なら、「副菜」か「汁物」のおかずをもう1品、組み合わせています。紹介した料理が「副菜」か「汁物」なら、組み合わせるおかずは「主菜」です。

合計の栄養価には、主食（ごはんやパンなど）は含まれていません。1献立分のエネルギーや食塩相当量を出すときは、主食分をプラスしてください。ただし、パンには塩分があるので、その分を加味しておかずを組み合わせてください。

＼「主食」の栄養価（参考値）／

	重量	エネルギー	食塩相当量
精白米ごはん	150g	252kcal	0g
食パン	6枚切り60g	158kcal	0.8g
ロールパン	1個30g	95kcal	0.4g
フランスパン	10cm75g	209kcal	1.2g
クロワッサン	1個40g	179kcal	0.5g
イングリッシュマフィン	1個60g	137kcal	0.7g

＼ ページの見方 ／

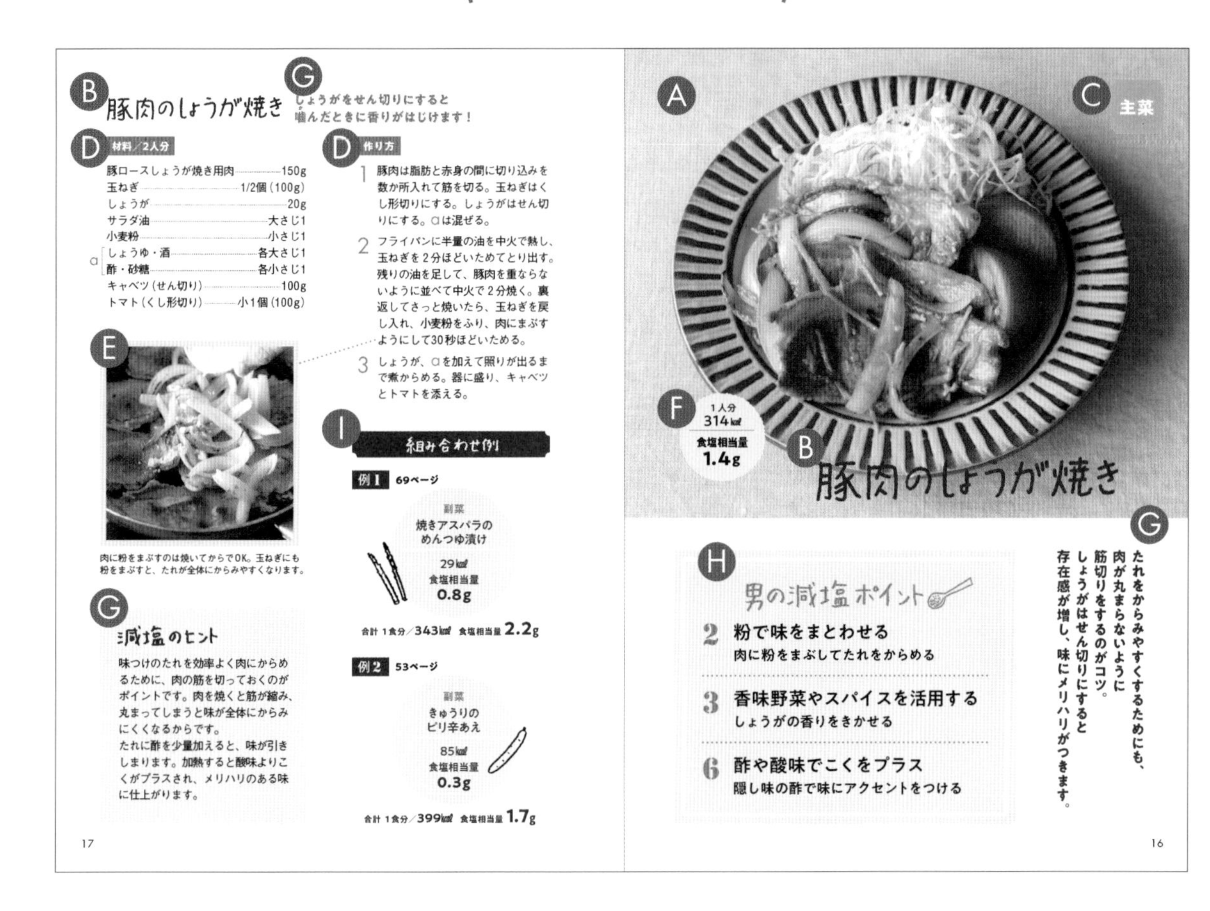
A

C 主菜

F 1人分 314kcal 食塩相当量 1.4g

B 豚肉のしょうが焼き

H 男の減塩ポイント

2 粉で味をまとわせる
肉に粉をまぶしてたれをからめる

3 香味野菜やスパイスを活用する
しょうがの香りをきかせる

6 酢や酸味でこくをプラス
隠し味の酢で味にアクセントをつける

G たれをからみやすくするためにも、肉が丸まらないように筋切りをするのがコツ。しょうがはせん切りにすると存在感が増し、味にメリハリがつきます。

16

B 豚肉のしょうが焼き

G しょうがをせん切りにすると噛んだときに香りがはじけます！

D 材料／2人分

豚ロースしょうが焼き用肉	150g
玉ねぎ	1/2個（100g）
しょうが	20g
サラダ油	大さじ1
小麦粉	小さじ1
a しょうゆ・酒	各大さじ1
a 酢・砂糖	各小さじ1
キャベツ（せん切り）	100g
トマト（くし形切り）	小1個（100g）

D 作り方

1 豚肉は脂肪と赤身の間に切り込みを数か所入れて筋を切る。玉ねぎはくし形切りにする。しょうがはせん切りにする。aは混ぜる。

2 フライパンに半量の油を中火で熱し、玉ねぎを2分ほどいためてとり出す。残りの油を足して、豚肉を重ならないように並べて中火で2分焼く。裏返してさっと焼いたら、玉ねぎを戻し入れ、小麦粉をふり、肉にまぶすようにして30秒ほどいためる。

3 しょうが、aを加えて照りが出るまで煮からめる。器に盛り、キャベツとトマトを添える。

E
肉に粉をまぶすのは焼いてからでOK。玉ねぎにも粉をまぶすと、たれが全体にからみやすくなります。

G 減塩のヒント

味つけのたれを効率よく肉にからめるために、肉の筋を切っておくのがポイントです。肉を焼くと筋が縮み、丸まってしまうと味が全体にからみにくくなるからです。
たれに酢を少量加えると、味が引きしまります。加熱すると酸味よりこくがプラスされ、メリハリのある味に仕上がります。

I 組み合わせ例

例1 69ページ
副菜 焼きアスパラのめんつゆ漬け 29kcal 食塩相当量 0.8g
合計 1食分／343kcal 食塩相当量 2.2g

例2 53ページ
副菜 きゅうりのピリ辛あえ 85kcal 食塩相当量 0.3g
合計 1食分／399kcal 食塩相当量 1.7g

17

Ⓐ 料理写真。盛りつけは1人分が基本。2人分盛っている場合は、その旨を写真に明記。

Ⓑ 料理名。

Ⓒ 料理の種類。

- 「主菜」はたんぱく質源（肉、魚、大豆・大豆製品、卵）が主材料のメインの料理。「主食（ごはんやめんなど）」や「副菜」や「汁物」を兼ねたりした料理も登場する。
- 「副菜」「汁物」は野菜やきのこ、海藻などが主材料のサブの料理。

Ⓓ 2人分の料理の材料表とレシピ。

- 1カップ＝200mL、大さじ1＝15mL、小さじ1＝5mL、ミニスプーン1＝1mLの計量カップ・スプーンを使っています。
- 材料の○個、○束、○枚などの概量は、あくまでも目安なので、（　）内の重量どおりに用意すること。
- 電子レンジの加熱時間は600Wのものを使用した場合のもの。500Wのものを使う場合は表記の加熱時間の1.2～1.5割増を目安に調整してください。

Ⓔ 作り方の中で減塩ポイントの部分を写真で紹介。

Ⓕ 1人分の栄養価（エネルギーと食塩相当量）。

Ⓖ 料理の減塩のポイントやうす味でも満足感のある味つけのコツなどを紹介。

Ⓗ 9～14ページの「男が満足できる 減塩ポイント6」の中から、活用したポイントの番号と内容を紹介。

Ⓘ Aの料理に組み合わせるもう1品のおかずを2例紹介。組み合わせた2品の食塩相当量は2.3g以下に調整してある。この合計の栄養価には、主食（ごはんやパンなど）は含まれていない。

この本で使用した調味料

減塩を実現させるには、調味料の塩分(食塩相当量)を知ることがたいせつです。この本で使用した調味料の計量スプーンの重量と食塩相当量を紹介します。

調味料の計量スプーンの重量と食塩相当量一覧(g) 2017年1月改訂

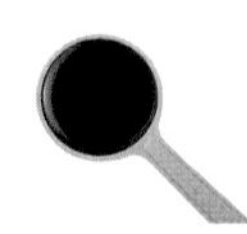

ウスターソース

大さじ1→18g
食塩相当量→1.5g

小さじ1→6g
食塩相当量→0.5g

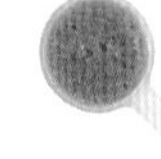

みそ(淡色辛みそ)

大さじ1→18g
食塩相当量→2.2g

小さじ1→6g
食塩相当量→0.7g

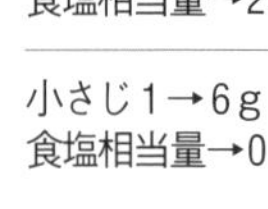

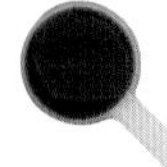

しょうゆ(濃い口しょうゆ)

大さじ1→18g
食塩相当量→2.6g

小さじ1→6g
食塩相当量→0.9g

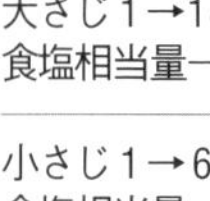

あら塩(並塩)※

大さじ1→15g
食塩相当量→15g

ミニスプーン→1.0g
食塩相当量→1.0g

小さじ1→5g
食塩相当量→5g

マヨネーズ

大さじ1→12g
食塩相当量→0.3g

小さじ1→4g
食塩相当量→0.1g

ポン酢しょうゆ

大さじ1→18g
食塩相当量→1.4g

小さじ1→6g
食塩相当量→0.5g

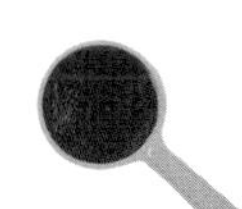

トマトケチャップ

大さじ1→18g
食塩相当量→0.6g

小さじ1→6g
食塩相当量→0.2g

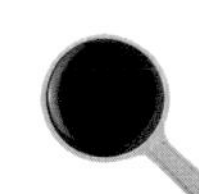

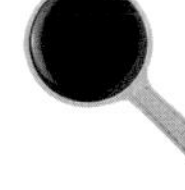

中濃ソース

大さじ1→21g
食塩相当量→1.2g

小さじ1→7g
食塩相当量→0.4g

だし(手作りのカツオこんぶだし)

1カップ(200mL)
食塩相当量→0.2g

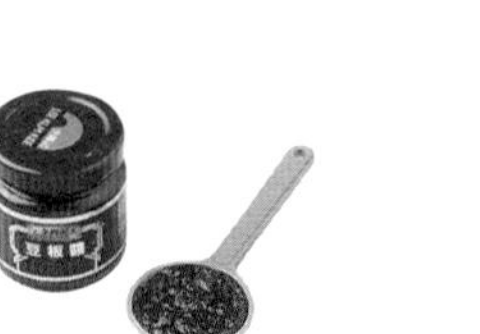

豆板醤(とうばんじゃん)

大さじ1→21g
食塩相当量→3.7g

小さじ1→7g
食塩相当量→1.2g

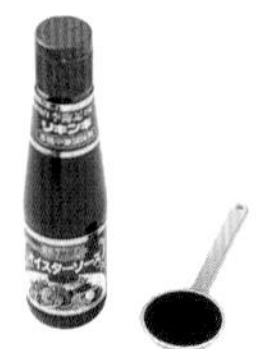

オイスターソース

大さじ1→18g
食塩相当量→2.1g

小さじ1→6g
食塩相当量→0.7g

バター(食塩使用)

大さじ1→12g
食塩相当量→0.2g

小さじ1→4g
食塩相当量→0.1g

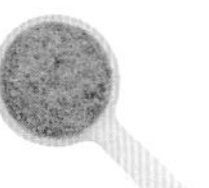

洋風スープのもと

大さじ1→9g
食塩相当量→3.9g

小さじ1→3g
食塩相当量→1.3g

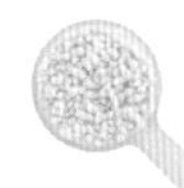

鶏がらスープのもと

大さじ1→9g
食塩相当量→4.3g

小さじ1→3g
食塩相当量→1.4g

そのほかの塩と減塩調味料

減塩みそ

大さじ1→18g
食塩相当量→1.9g

小さじ1→6g
食塩相当量→0.6g

減塩しょうゆ

大さじ1→18g
食塩相当量→1.5g

小さじ1→6g
食塩相当量→0.5g

食塩・精製塩※

大さじ1→18g
食塩相当量→18g

ミニスプーン→1.2g
食塩相当量→1.2g

小さじ1→6g
食塩相当量→6g

※あら塩(並塩)は粒があらい塩。天然塩と呼ばれているものもある。食塩・精製塩は「さらさら」とした粒の細かい塩。普段使っている塩を計ってどちらの塩か確認してください。

ミニスプーンのお問い合わせ先/女子栄養大学代理部☎03-3949-9371

男が満足できる 減塩ポイント6

減塩料理は、「味がうすくて、おいしいと感じられない！」「ボリュームもなく満足できない！」と不満をもらす男性は多いもの。でも、減塩料理＝味がうすい、量が少ない、というわけではありません！次にあげる6つのポイントをおさえて調理すれば、ガッツリ味に慣れた男性でも味もボリュームも満足できる料理になります。

ポイント1 下味をしっかりつける

食材の味がくっきりと際立ち、仕上げの味つけを控えてもしっかり味に感じる。

塩分を控えようと思うと、まず減らしたくなるのは「塩」ですが、塩はダイレクトに塩味をつける調味料なので、使いどころをおさえて適量を使うのがポイントになります。

使いどころとしておさえておきたいのは「下味」です。肉や魚などメインになる食材に、あらかじめ塩やこしょうをもみ込んでおくと味がくっきりと際立ち、料理全体の味つけを控えてもしっかりとした味に感じます。

ただし下味に使う塩は必要最小限におさえたいので、塩をする前に食材の余分な水けはよくふきとってから、もみ込むようにしてください。

ポイント2
粉をまぶして味をまとわせる

食材のまわりに膜をはって味を閉じ込めたり、とろみをつけたりして、調味料（味）をからみやすくする。

料理の味を感じやすくさせるには、食材に使った調味料をしっかりからませることが重要で、そこで活躍するのが小麦粉やかたくり粉などの粉です。

下味をつけた食材に小麦粉やかたくり粉をまぶしてから調理すると、下味が流れ落ちるのを防いだり、加熱によって食材のまわりに膜をつくって調味料をからみやすくしたりする効果があります。

また、仕上げに水どきかたくり粉を加えてとろみをつけるのも、減塩に効果的な粉の活用法です。とろみによって調味料が全体にからみ、あますことなくいっしょに口に入るので、味をしっかりと感じることができます。

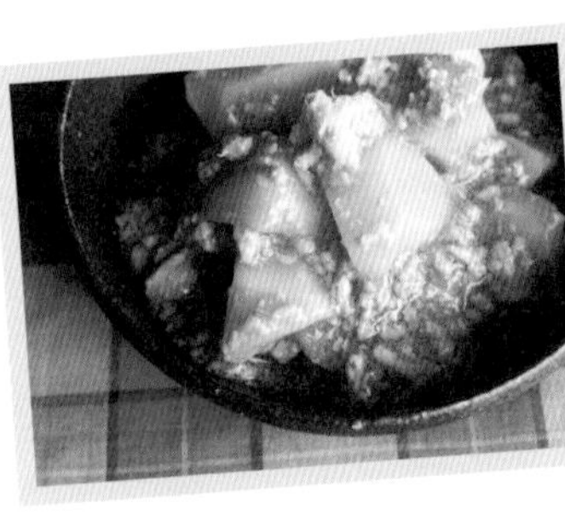

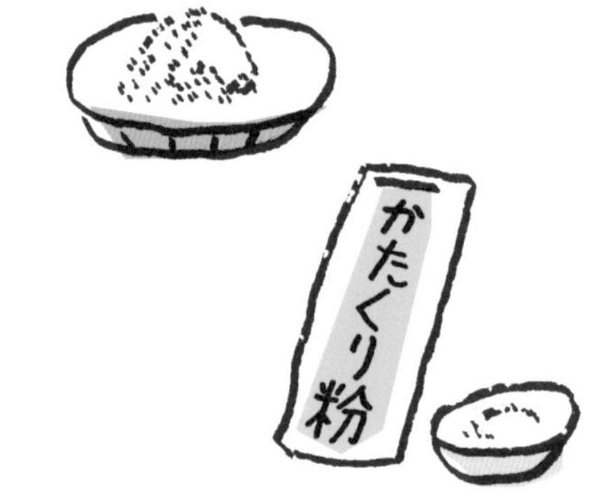

ポイント3

香味野菜やスパイスを活用する

独特の香りや刺激的な味わいで、塩味を控えてもパンチのある味になる。

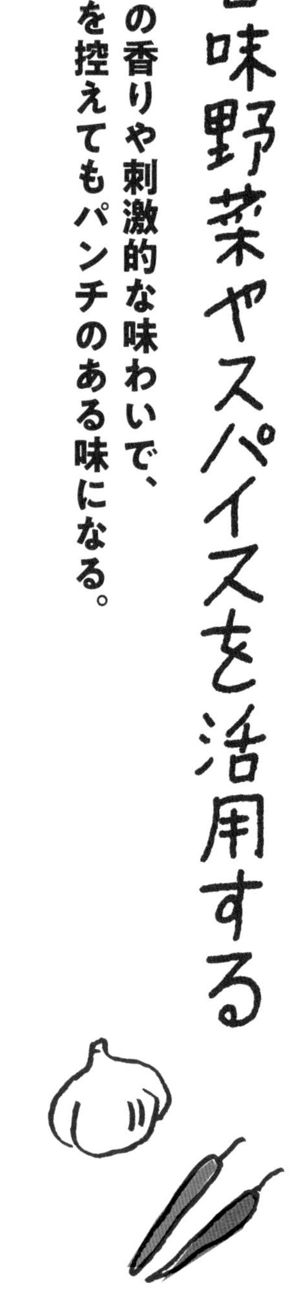

塩分を控えた料理を作るときに味方につけたいのは「香り」です。

しょうが、にんにく、青じそ、みょうがなどの香味野菜を使うと、香りをよくするだけでなく、独特の風味がほかの食材の味を引き立てるので、塩味を控えた味つけがしやすくなります。

また、こしょう、カレー粉、粉ざんしょう、赤とうがらし、一味とうがらしなどのスパイスを活用するのもおすすめです。さわやかな香りや辛味、刺激的な味わいによって、味にアクセントをつけることで、塩味を控えても味にパンチが出て満足度が高まります。

減塩料理に便利な、2つのフレーバーオイルを紹介します。

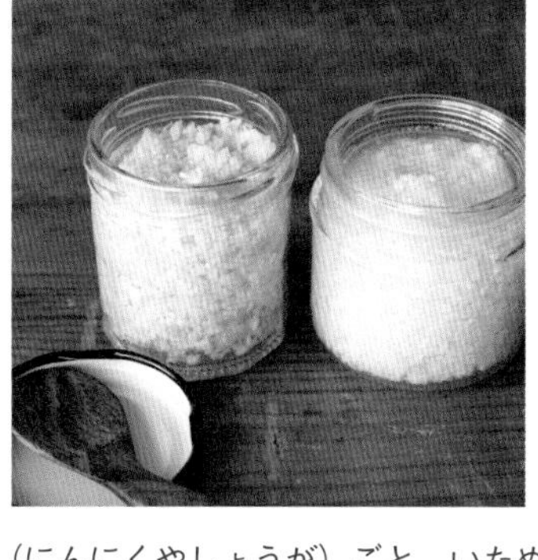

具（にんにくやしょうが）ごと、いため物やあえ物、下味などに幅広く使うことができ、減塩料理の縁の下の力持ちとして活躍します。保存容器に入れて冷蔵庫で2～3週間保存可能です。

にんにくオイル（写真右） にんにく30gをみじん切りにして、米油30gと混ぜる。
しょうがオイル（写真左） しょうが30gをみじん切りにして、米油30gと混ぜる。

ポイント4

だしをきかせる

うま味はうす味を補うことができる。だしや食材が持つうま味を利用する。

味の基本は「甘味」「塩味」「酸味」「苦味」「うま味」の5つですが、なかでも「うま味」があることで味に奥行きが出て、塩味を控えてもおいしく感じられます。

うま味の代表格はだしです。こんぶや削り節でとった和風だしだけでなく、鶏がらスープのもとやコンソメなどもうま味を加えたいときに便利なアイテムです（市販品には塩分も含まれているので、その分を加味して調味しましょう）。

そのほか、トマト、しめじやえのきたけなどのきのこ類、焼きのりなどもうま味物質を含んでいるので、だし代わりに手軽にうま味をプラスできる食材です。

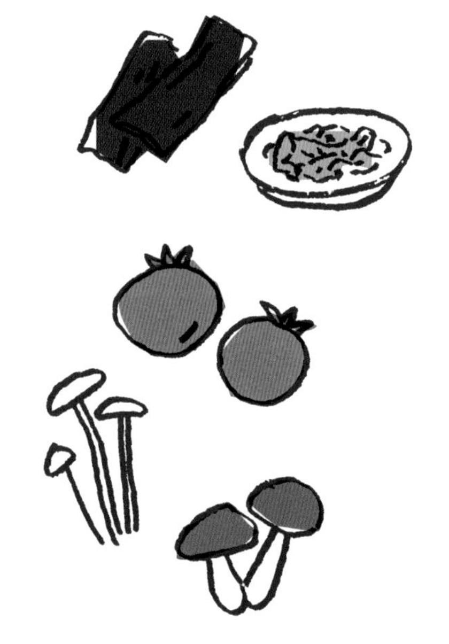

市販のだしのもとの食塩相当量

	概量	重量	食塩相当量
和風だしのもと（顆粒）	小さじ1	3g	1.2g
鶏がらだしのもと（顆粒）	小さじ1	3g	1.4g
洋風スープのもと（顆粒）	小さじ1	3g	1.3g

ポイント5

油のこくを活かす

油にはこくとうま味があるので料理にボリューム感がでる。いろいろな種類を使い分けて香りも楽しめる。

油が持つこくやうま味は満足感を与えてくれます。さらに油を使うことで、食材の甘味やうま味もきわ立たせることができます。ソテーや揚げ物などの調理法のほか、ドレッシングやマリネなども油を使っているので、じょうずに利用するとよいでしょう。

おいしいと感じさせるには「香り」は重要な要素で、うす味を補ってくれます。料理に合わせてごま油やオリーブ油、バターなどを使い分けて油の香りを楽しみましょう。

また、食材を焼いたり揚げたりした「香ばしさ」もおいしさを感じさせる「香り」の1つです。料理のボリュームもアップさせる調理法なので、おすすめです。

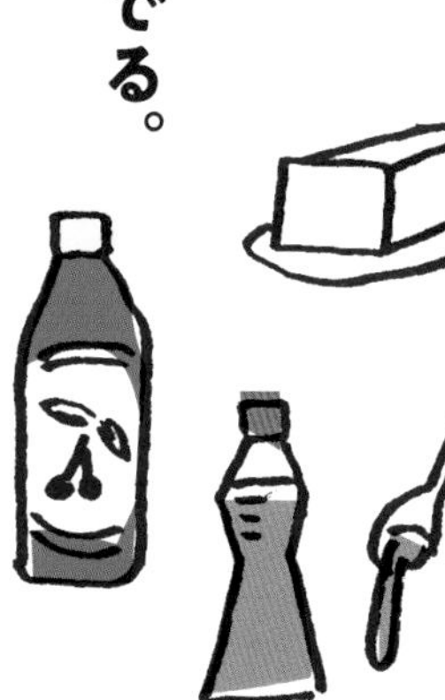

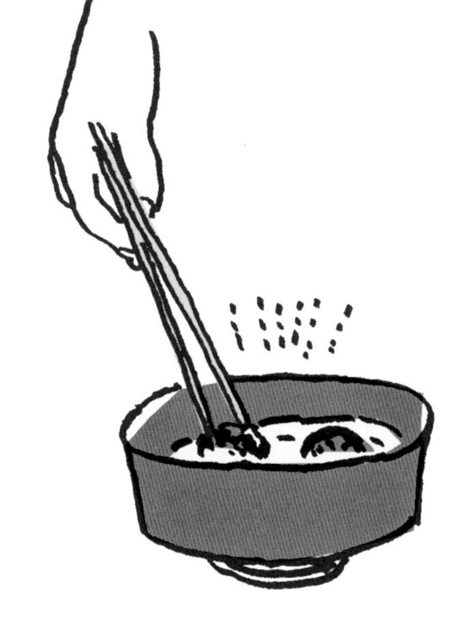

ポイント6

酢や酸味でこくをプラス

すっぱくない酢や酸味の使い方で、男性好みの味にできる。

酢というと「すっぱい！」というイメージが先立ち、酸味が苦手な男性には酢を使った減塩料理は敬遠されがちです。しかし、使う量や使い方によって味に複雑さが出て、こくをプラスすることができます。

酢は加熱すると酸味がやわらぐので、加熱料理に使えば、すっぱさは気になりません。また酸味が抜けた酢はこくをプラスして、さらに味を引きしめてくれるのでうす味でもおいしく感じられます。

また酢には、食材の臭みを消したり、たんぱく質を分解して肉をやわらかくしたりする効果があるので、香りや食感をよくするのにも役立ちます。

酢のほか、レモンの搾り汁、梅干し、ヨーグルトなども酸味でこくをプラスできる食材です。

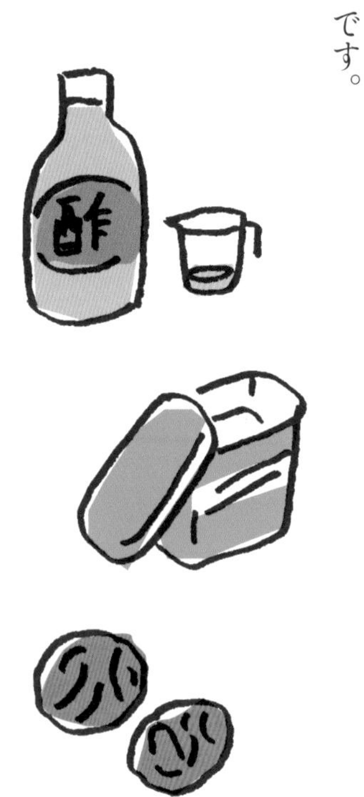

主菜

男性が好きな料理から減塩をはじめてみましょう

献立のメインとなるおかずが主菜です。
男性が好きな定番料理や食べ慣れた料理から
減塩をはじめてみてはいかがでしょうか。
減塩料理に懐疑的な男性でも、
「これ、本当に減塩してる?」といわれるくらい、
ガッツリ&しっかり味になるようくふうされた料理にしています。
これらの料理が受け入れられれば、こっちのもの!
塩分を控えた味に徐々に慣れてきて、減塩の習慣が身につきます。

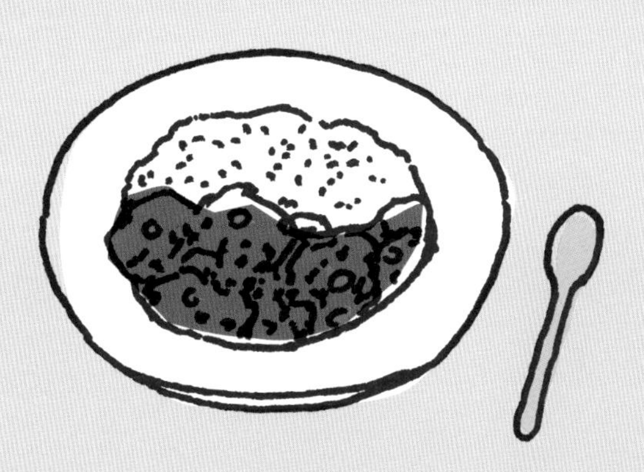

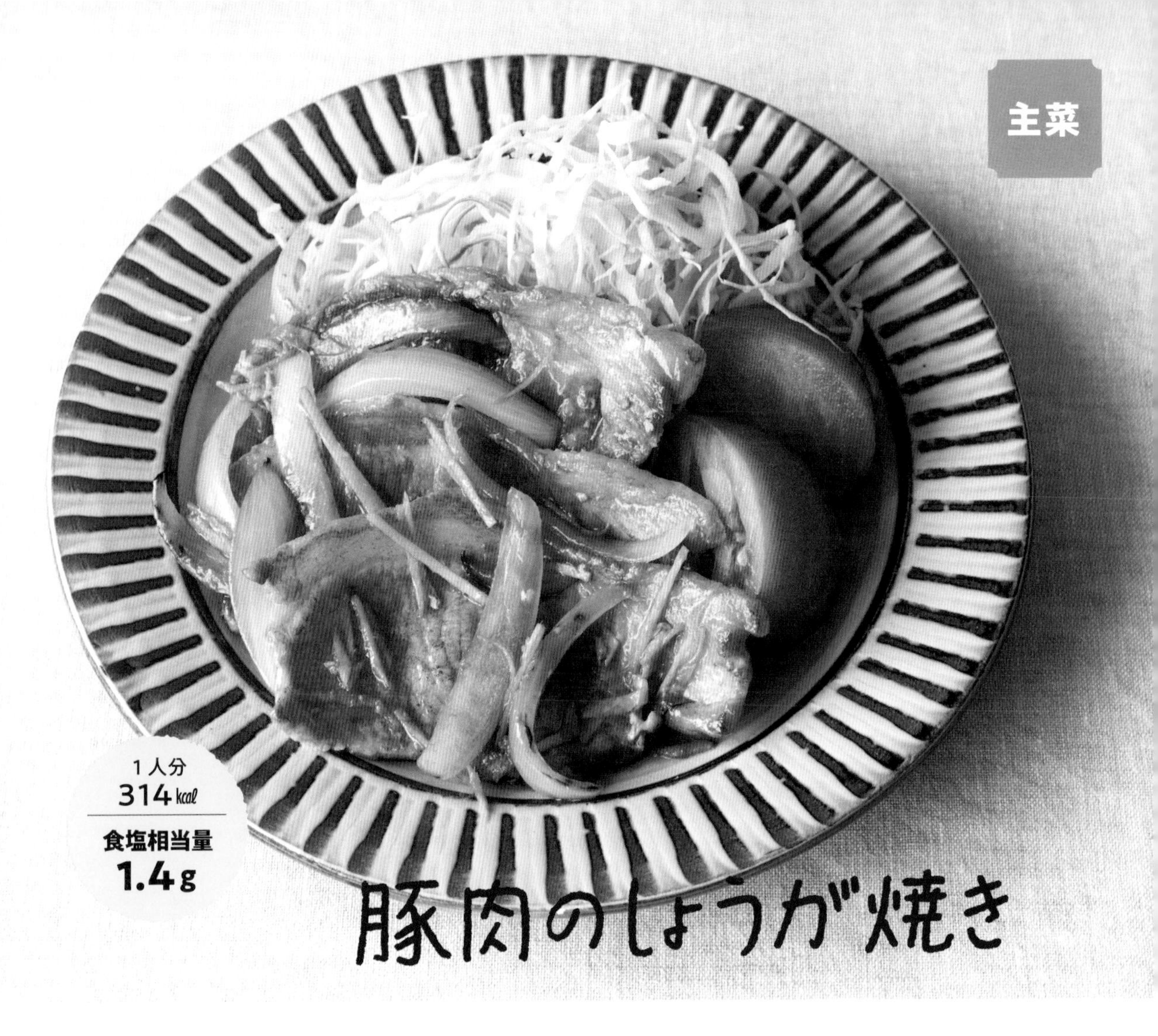

主菜

1人分
314kcal

食塩相当量
1.4g

豚肉のしょうが焼き

たれをからみやすくするためにも、
肉が丸まらないように
筋切りをするのがコツ。
しょうがはせん切りにすると
存在感が増し、味にメリハリがつきます。

男の減塩ポイント

2 粉で味をまとわせる
肉に粉をまぶしてたれをからめる

3 香味野菜やスパイスを活用する
しょうがの香りをきかせる

6 酢や酸味でこくをプラス
隠し味の酢で味にアクセントをつける

豚肉のしょうが焼き

しょうがをせん切りにすると
噛んだときに香りがはじけます！

材料／2人分

豚ロースしょうが焼き用肉……150g
玉ねぎ……1/2個（100g）
しょうが……20g
サラダ油……大さじ1
小麦粉……小さじ1
a しょうゆ・酒……各大さじ1
a 酢・砂糖……各小さじ1
キャベツ（せん切り）……100g
トマト（くし形切り）……小1個（100g）

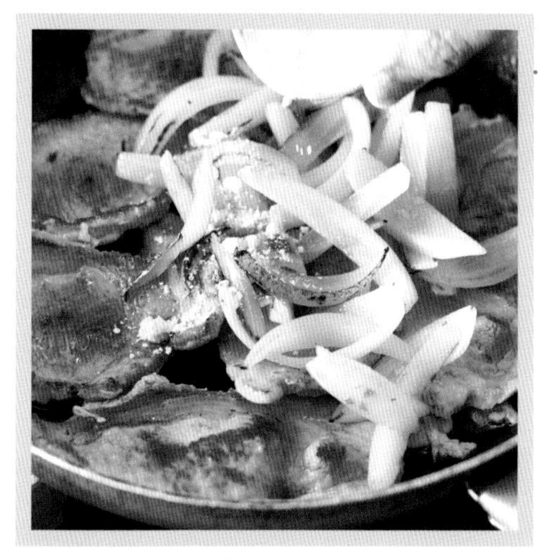

肉に粉をまぶすのは焼いてからでOK。玉ねぎにも粉をまぶすと、たれが全体にからみやすくなります。

作り方

1 豚肉は脂肪と赤身の間に切り込みを数か所入れて筋を切る。玉ねぎはくし形切りにする。しょうがはせん切りにする。aは混ぜる。

2 フライパンに半量の油を中火で熱し、玉ねぎを2分ほどいためてとり出す。残りの油を足して、豚肉を重ならないように並べて中火で2分焼く。裏返してさっと焼いたら、玉ねぎを戻し入れ、小麦粉をふり、肉にまぶすようにして30秒ほどいためる。

3 しょうが、aを加えて照りが出るまで煮からめる。器に盛り、キャベツとトマトを添える。

減塩のヒント

味つけのたれを効率よく肉にからめるために、肉の筋を切っておくのがポイントです。肉を焼くと筋が縮み、丸まってしまうと味が全体にからみにくくなるからです。
たれに酢を少量加えると、味が引きしまります。加熱すると酸味よりこくがプラスされ、メリハリのある味に仕上がります。

組み合わせ例

例1 69ページ

副菜
焼きアスパラのめんつゆ漬け
29kcal
食塩相当量
0.8g

合計 1食分／343kcal 食塩相当量 2.2g

例2 53ページ

副菜
きゅうりのピリ辛あえ
85kcal
食塩相当量
0.3g

合計 1食分／399kcal 食塩相当量 1.7g

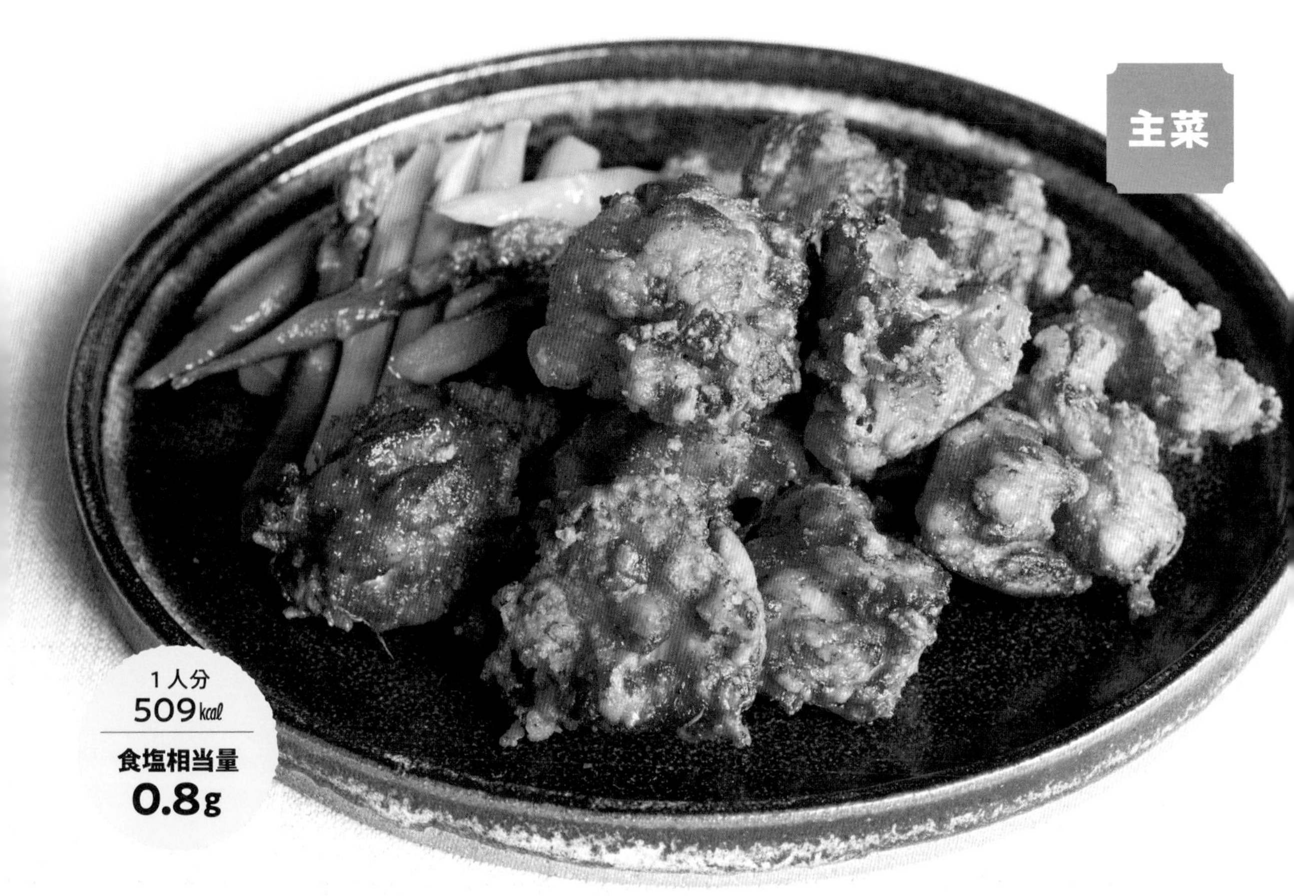

主菜

1人分
509kcal

食塩相当量
0.8g

鶏肉のから揚げ

※写真は２人分です

鶏肉は、下味にしょうがとにんにくを
しっかりもみ込んでおくと
塩分を控えても充分満足な味になります。
衣をうすくつけるように気をつけると
カラッと揚がります。

男の減塩ポイント

3 香味野菜やスパイスを活用する
肉の下味にしょうがとにんにくをきかせる

5 油のこくを活かす
油で揚げて、香ばしさをつける

6 酢や酸味でこくをプラス
下味にレモン果汁も加えて、
肉のくさみをやわらげる

鶏肉のから揚げ

鶏肉はやや小さめに切ると、味を感じやすくなります。

材料／2人分

- 鶏もも肉……大1枚（300g）
- a
  - しょうが（すりおろし）……15g
  - にんにく（すりおろし）……5g
  - レモン果汁・酒……各大さじ1
  - しょうゆ……大さじ1/2
  - 塩……ミニスプーン1/2
- 小麦粉・かたくり粉……各大さじ2
- グリーンアスパラガス……4本（100g）
- 揚げ油……適量

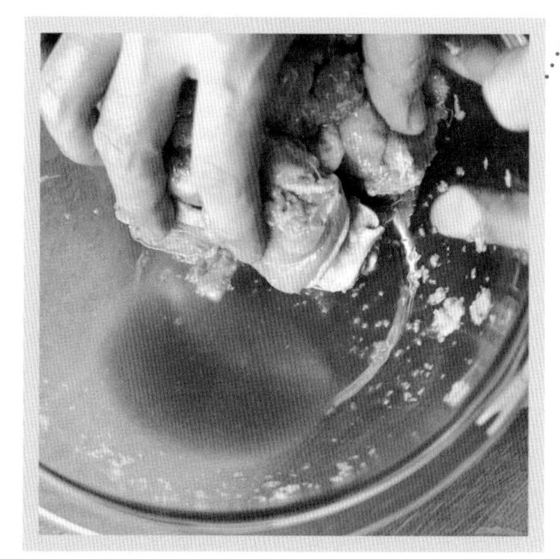

粉をまぶす前に余分な汁けをとり除くと、粉を薄くつけることができ、味を感じやすくなります。

作り方

1 鶏肉は10等分に切ってボールに入れ、aをもみ込んで10分ほどおく。余分な汁けを大さじ1ほどとり除いてから、小麦粉とかたくり粉を加えてまぶす。アスパラは根元のかたい部分の皮をピーラーでむき、4等分の斜め切りにする。

2 直径26㎝のフライパンに油を深さ1㎝ほど注いで中温（170～180℃）に熱する。アスパラを入れて2分ほど揚げたら、とり出す。続いて1の鶏肉を入れて3分ほど揚げ、上下を返して、さらに3分ほど揚げる。とり出して油をきり、1分おく。

減塩のヒント

鶏肉はやや小さめに切るほうが、下味を濃く感じやすくなりますが、揚げすぎるとパサパサになるので揚げ時間には気をつけましょう。
揚げ油からとり出したあと、1分ほどおいて余熱で火を通すとジューシーに仕上がります。

組み合わせ例

例1 56ページ

副菜
マカロニサラダ
251kcal
食塩相当量
0.5g

合計 1食分／760kcal 食塩相当量 1.3g

例2 87ページ

副菜
ポテトサラダ
210kcal
食塩相当量
0.5g

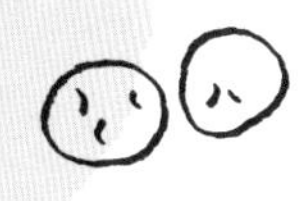

合計 1食分／719kcal 食塩相当量 1.3g

サーモンフライ
タルタルソース
主菜
1人分
445kcal
食塩相当量
1.5g

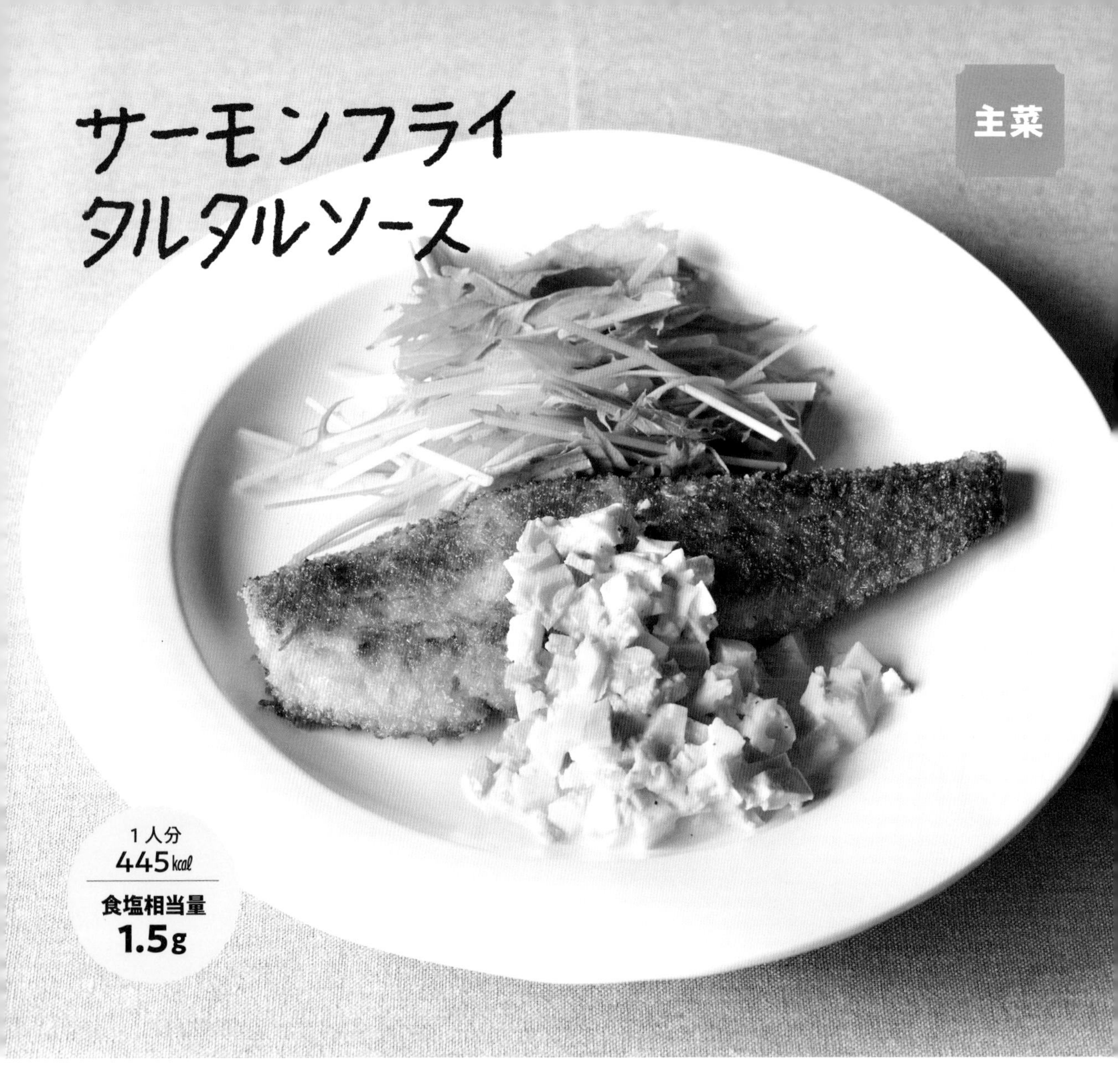

魚は肉に比べて、魚そのものが持つ塩分を活かせるので、調味の塩味を控えやすい利点があります。電子レンジで作るタルタルソースは気軽に作れて便利です。

男の減塩ポイント

1 下味をしっかりつける

魚の汁けをふいてから下味をつける

5 油のこくを活かす

油で揚げ焼きにし、香ばしさをつける

サーモンフライ タルタルソース

下味に使うマヨネーズは、パン粉をつけるのりの役目も果たします。

材料／2人分

- 生ザケ……2切れ（200g）
- 酒……小さじ1/2
- 塩……ミニスプーン1/2
- 小麦粉……大さじ1と1/2
- a マヨネーズ……大さじ1
- a 練りがらし……小さじ1
- パン粉……1/2カップ（20g）
- オリーブ油……大さじ2
- タルタルソース
  - 卵……1個
  - b マヨネーズ……大さじ1
  - b 牛乳……小さじ1
  - b 塩……ミニスプーン1/3
  - b こしょう・砂糖……各少量
- 水菜（3㎝長さに切る）……1株（50g）

作り方

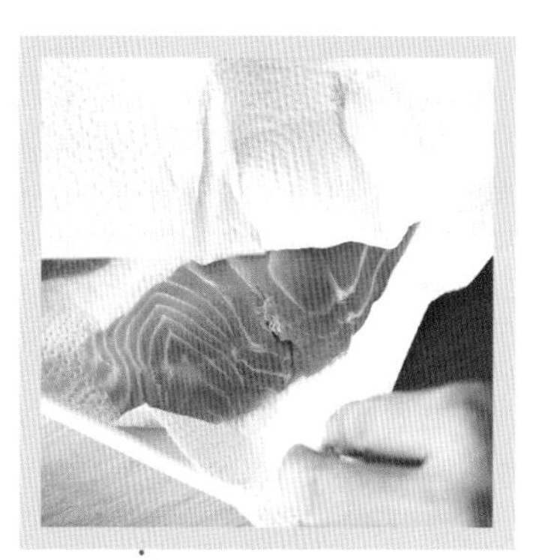

魚は調理前に水けをしっかりふきとると臭みをおさえることができ、味も決まりやすくなります。

1 aは混ぜ合わせる。サケはキッチンペーパーで汁けをふき、酒と塩をふって小麦粉をまぶす。aを全体に塗って、パン粉をまぶす。

2 耐熱のボールに卵を割り入れ、菜箸などで黄身に4〜5か所穴をあける。ラップをかけずに電子レンジ（600W）で50秒加熱する（卵がかたまっていなければ、さらに10秒加熱する）。卵をフォークでつぶし、bを加えて混ぜる。

3 フライパンにオリーブ油を中火で熱し、1のサケを表側を下にして並べて2分ほど焼き、裏返してさらに2分焼く。器に盛り、2のタルタルソースをかけて水菜を添える。

組み合わせ例

例1 53ページ

副菜
きゅうりのピリ辛あえ
85kcal
食塩相当量
0.3g

合計 1食分／530kcal 食塩相当量 1.8g

例2 57ページ

副菜
れんこんのきんぴら
117kcal
食塩相当量
0.7g

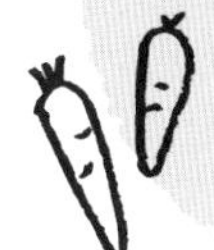

合計 1食分／562kcal 食塩相当量 2.2g

減塩のヒント

魚は、肉に比べるとわずかながら塩分があるので（100gあたり肉が0.1g前後に対して魚は0.2g前後）、下味の塩は肉料理よりも少なめを心がけるとよいでしょう。また、魚に塩味があるので、味つけに砂糖やみりんなどの甘味を足すと、塩味をきわ立たせることができます。

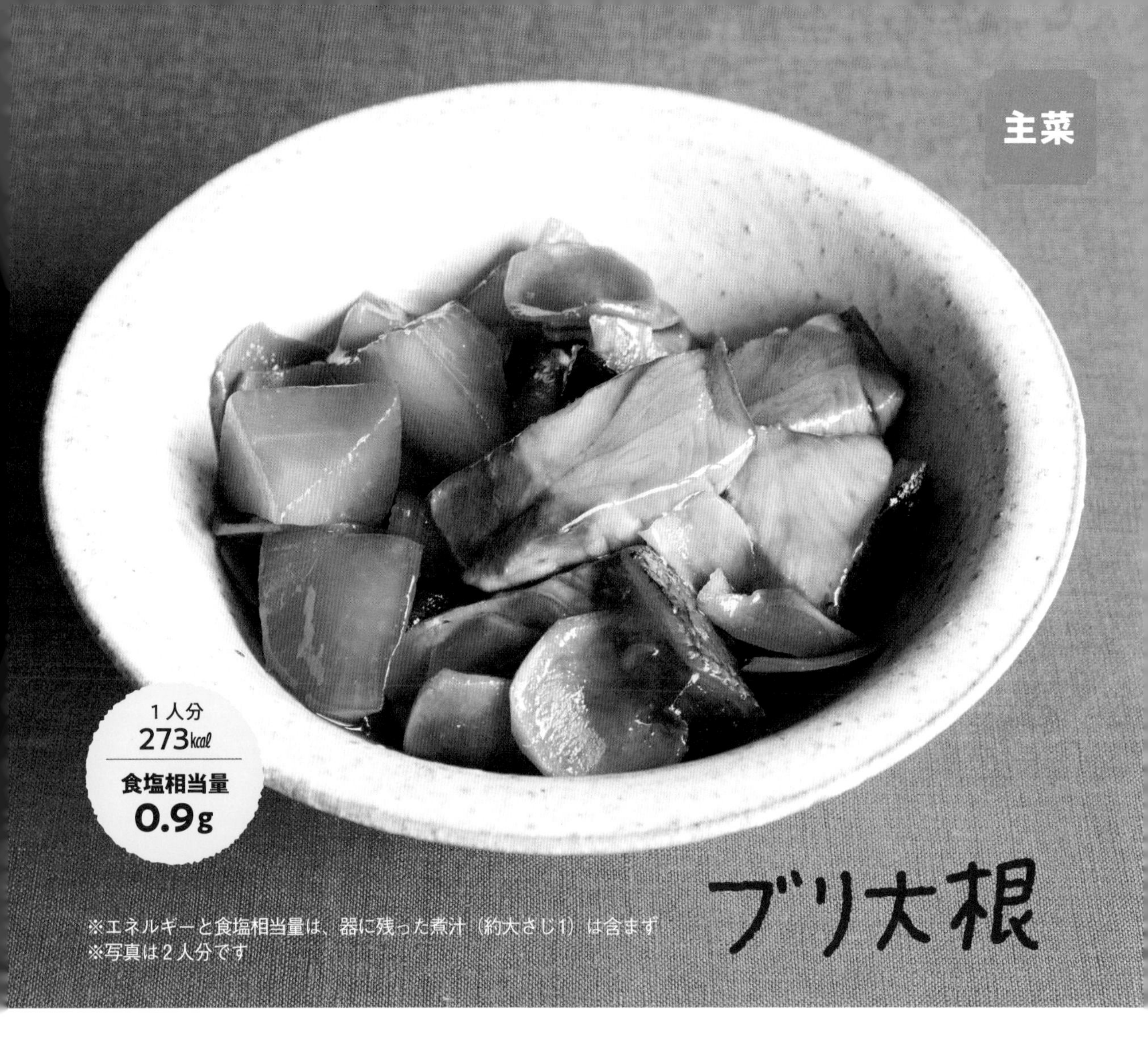

ブリ大根

※エネルギーと食塩相当量は、器に残った煮汁（約大さじ1）は含まず
※写真は2人分です

ブリに煮汁がからみやすいように、かたくり粉をまぶすことでとろみをつけて煮汁を魚にからめます。煮汁は残すと、減塩できるうえに味はしっかり感じます。

男の減塩ポイント

2 粉で味をまとわせる
魚にかたくり粉をまぶし、とろみで煮汁をまとわせる

3 香味野菜やスパイスを活用する
しょうがの香りをきかせる

ブリ大根

大根は乱切りにして、切り口の表面を多くすると味がよくしみ込みます。

材料／2人分

	ブリ	2切れ（160g）
	かたくり粉	小さじ1
	大根	5cm（200g）
	しょうが	2かけ（30g）
煮汁	水	1カップ
煮汁	酒・みりん	各大さじ3
煮汁	砂糖	大さじ1と1/2
煮汁	しょうゆ	大さじ1

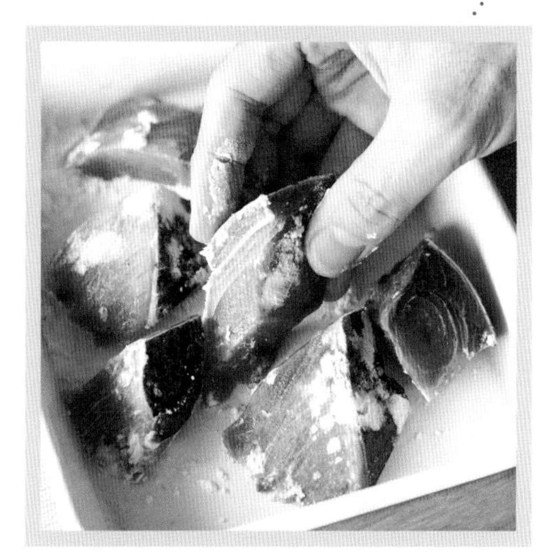

ブリの表面にかたくり粉をまぶしておくと、煮汁にとろみがつき、味がからみやすくなります。

作り方

1 ブリは3cm角ほどに切り、かたくり粉をまぶす。大根は厚めに皮をむき、ブリと同じくらいの大きさの乱切りにする。しょうがは薄切りにする。

2 耐熱皿に大根を並べ、水大さじ3をまわしかけ、ふんわりとラップをかけて電子レンジ（600W）で7～8分加熱する。

3 フライパンに煮汁の材料としょうがを入れて中火にかけ、ひと煮立ちしたら1のブリと大根を加えて7～8分ほど煮る。煮汁の量が1/4ほどになり、とろみが出てきたら火を消す。さめるまでおいて味を含ませ、食べるときに再び温める。

減塩のヒント

しょうがは魚の臭みを消す効果もあるので、煮つけに入れるとすっきりとした味に仕上がります。
しょうがは薄切りにして存在感を出すと、香りだけでなく食感も味わえ、満足感がアップします。
煮た後に、一度さますと味が入ります。

組み合わせ例

例1 58ページ

副菜
えのきとしめじの青のりバター塩焼き
58kcal
食塩相当量
0.4g

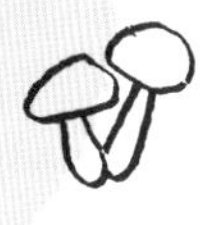

合計 1食分／331kcal 食塩相当量 1.3g

例2 105ページ

副菜
蒸しなすのピリ辛ポン酢あえ
51kcal
食塩相当量
0.6g

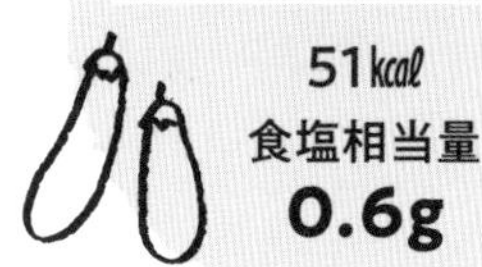

合計 1食分／324kcal 食塩相当量 1.5g

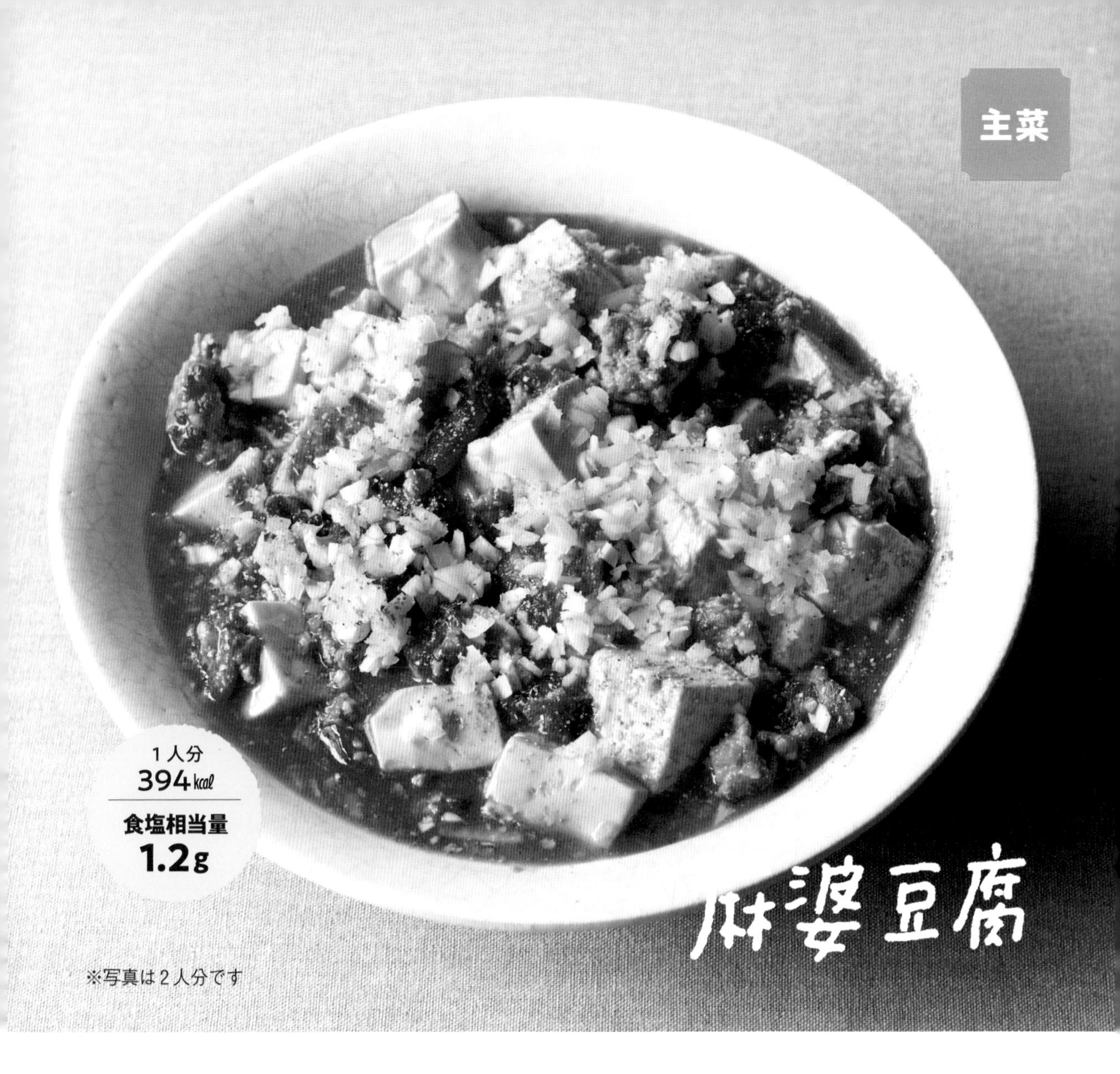

麻婆豆腐

※写真は2人分です

赤とうがらしと豆板醤（とうばんじゃん）の辛味とにんにく、しょうが、ねぎの風味をバランスよくきかせます。かたくり粉でとろみをつけて、味を感じやすくするのもポイント！

男の減塩ポイント

2 粉で味をまとわせる

かたくり粉でとろみをつけて、味を感じやすくする

3 香味野菜やスパイスを活用する

香味野菜の香り、赤とうがらしや豆板醤の辛味で、味にアクセントをつける

麻婆豆腐

にんにく、しょうがは、よくいためて香りを引き出して！

材料／2人分

絹ごし豆腐（2㎝角に切る）……300g
豚ひき肉……150g
ごま油……大さじ1

a
- にんにく（みじん切り）……10g
- しょうが（みじん切り）……10g
- 豆板醤……小さじ1/4
- 赤とうがらし（種を除く）……1/2本

b
- 酒……大さじ2
- みそ……小さじ1と1/2

c
- 砂糖……大さじ1/2
- かたくり粉・オイスターソース・酢……各小さじ1
- 水……1カップ

ラー油……小さじ1
長ねぎ（みじん切り）……30g
粉ざんしょう……適量

作り方

1 豆腐はキッチンペーパーを二重に敷いた耐熱皿にのせ、ラップをかけずに電子レンジ（600W）で2分加熱する。b、cはそれぞれ混ぜる。

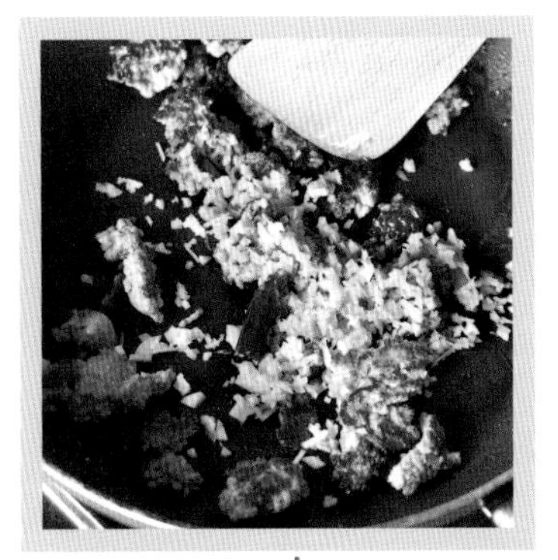

ひき肉をしっかり焼いて香ばしさをつけ、香味野菜もいためて風味豊かに仕上げます。

2 フライパンにごま油を引き、ひき肉を広げて強めの中火にかける。そのまま動かさずに3分ほど焼き、裏返して2分ほど焼きつける。aを加えて香りが立つまでいためたら、bを加えて汁けがなくなるまでいためる。

3 cをもう一度よく混ぜてから加え、ときどき混ぜながら中火で煮る。ふつふつとしてきたら1の豆腐を加えて3分ほど煮る。汁けが半分くらいになったら、ラー油をまわし入れ、強火で30秒ほど煮立てる。器に盛り、ねぎと粉ざんしょうを散らす。

組み合わせ例

例1 53ページ

副菜
レタスときゅうりのごまナムル
109kcal
食塩相当量 **0.2g**

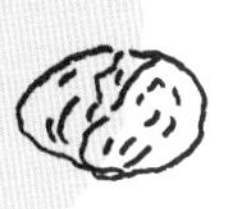

合計 1食分／503kcal　食塩相当量 **1.4g**

例2 81ページ

副菜
長芋のレンジ蒸しレモンオイスターソースかけ
71kcal
食塩相当量 **0.3g**

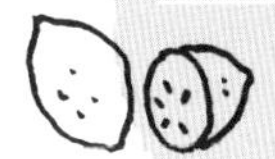

合計 1食分／465kcal　食塩相当量 **1.5g**

減塩のヒント

にんにくやしょうがなどの香味野菜は、油との相性がよいので、油に香りを移すようにいためると料理全体の風味がよくなります。
豆板醤には塩分が含まれているので控えめにして、その分、赤とうがらしや粉ざんしょうで辛味をプラスするのがコツです。

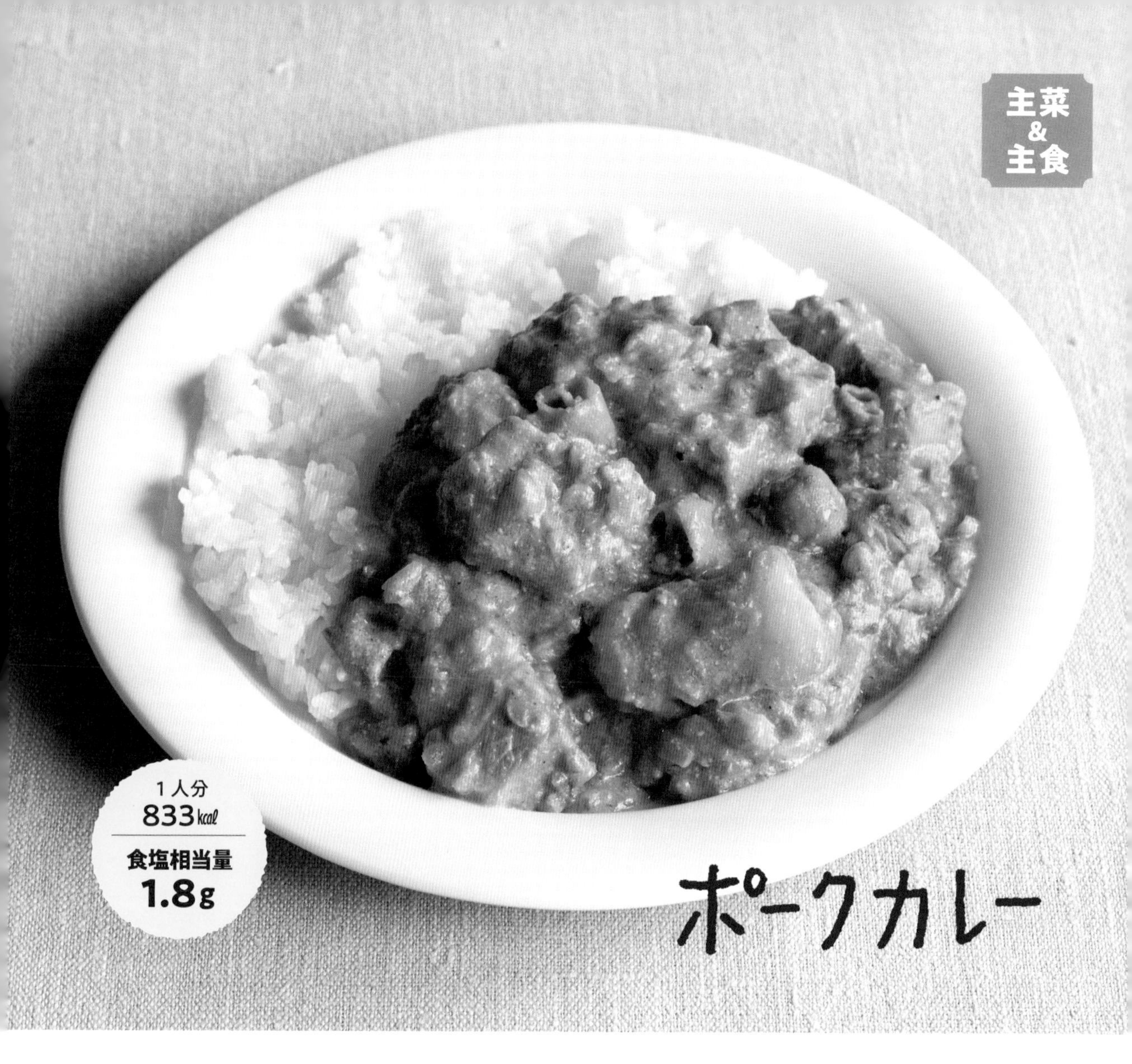

ポークカレー

豚肉にしっかり下味をつけて、
ヨーグルトでこくを出すのがポイント。
カレー粉の香りも充分に活かせば
減塩するのは簡単です。
食べごたえもあり、満足できます。

男の減塩ポイント

3 香味野菜やスパイスを活用する
にんにく、しょうが、カレー粉で香り豊かに

6 酢や酸味でこくをプラス
ヨーグルトを加えてこくを出す

ポークカレー 玉ねぎをしっかりいためると、うま味が増します！

材料／2人分

- 豚肩ロース豚カツ用肉……2枚（250g）
- a
  - 小麦粉……大さじ1と1/2
  - カレー粉……大さじ1/2
  - 塩……ミニスプーン1
- 玉ねぎ……1個（200g）
- サラダ油……大さじ2
- 水……1/2カップ
- b
  - にんにく（すりおろし）……10g
  - しょうが（すりおろし）……10g
- プレーンヨーグルト……1カップ
- c
  - カレー粉……小さじ1
  - しょうゆ……小さじ1/2
  - 塩……ミニスプーン1
  - あらびき黒こしょう……少量
- ししとうがらし……10本（50g）
- 温かいごはん……300g

作り方

1. 豚肉は一口大に切り、aをまぶす。玉ねぎはみじん切りにする。ししとうがらしは1cm幅に切る。
2. フライパンに油と玉ねぎを入れて強火にかけ、しっかりあめ色になるまで5分ほどいためる。分量の水を加え、強めの中火で2～3分水けがなくなるまで煮る。bを加え、香りが立ったら、1の豚肉を粉ごと加え、中火にしてカレーの香りが立つまで1分いためる。

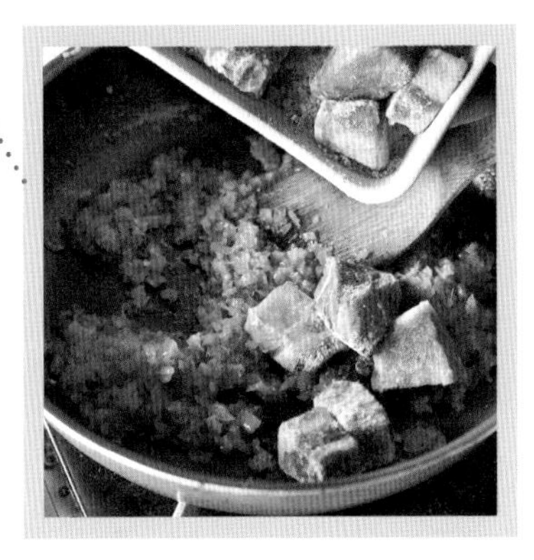

下味をつけた肉は、玉ねぎをあめ色になるまでいためてうま味を引き出してから加えます。

3. ヨーグルトを加え、ときどき混ぜながらとろみが出るまで2分ほど煮る。cとししとうがらしを加え、1分ほど煮る。
4. 器にごはんを盛り、3のカレーをかける。

組み合わせ例

例1 93ページ

副菜
ブロッコリーのナッツチーズあえ

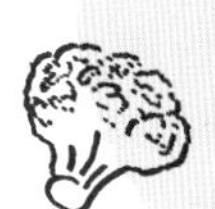

126kcal
食塩相当量
0.4g

合計 1食分／959kcal 食塩相当量 **2.2g**

例2 61ページ

汁物
いため玉ねぎのスープ

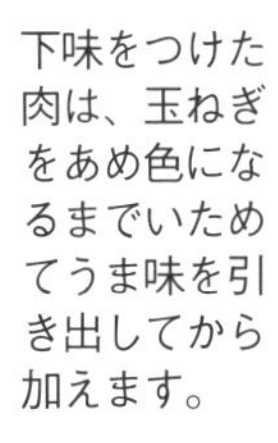

59kcal
食塩相当量
0.3g

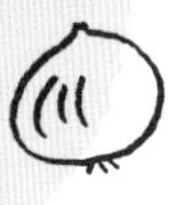

合計 1食分／892kcal 食塩相当量 **2.1g**

減塩のヒント

市販のカレールー1皿分（約20g）の塩分は約2g。それに対して、カレー粉は数十種類のスパイスが調合されているもので、食塩は含まれていないので減塩調理には便利なスパイスです。ただ最近は、カレールーをパウダー状にした塩分を含む商品もあるので、原材料を確認して選びましょう。

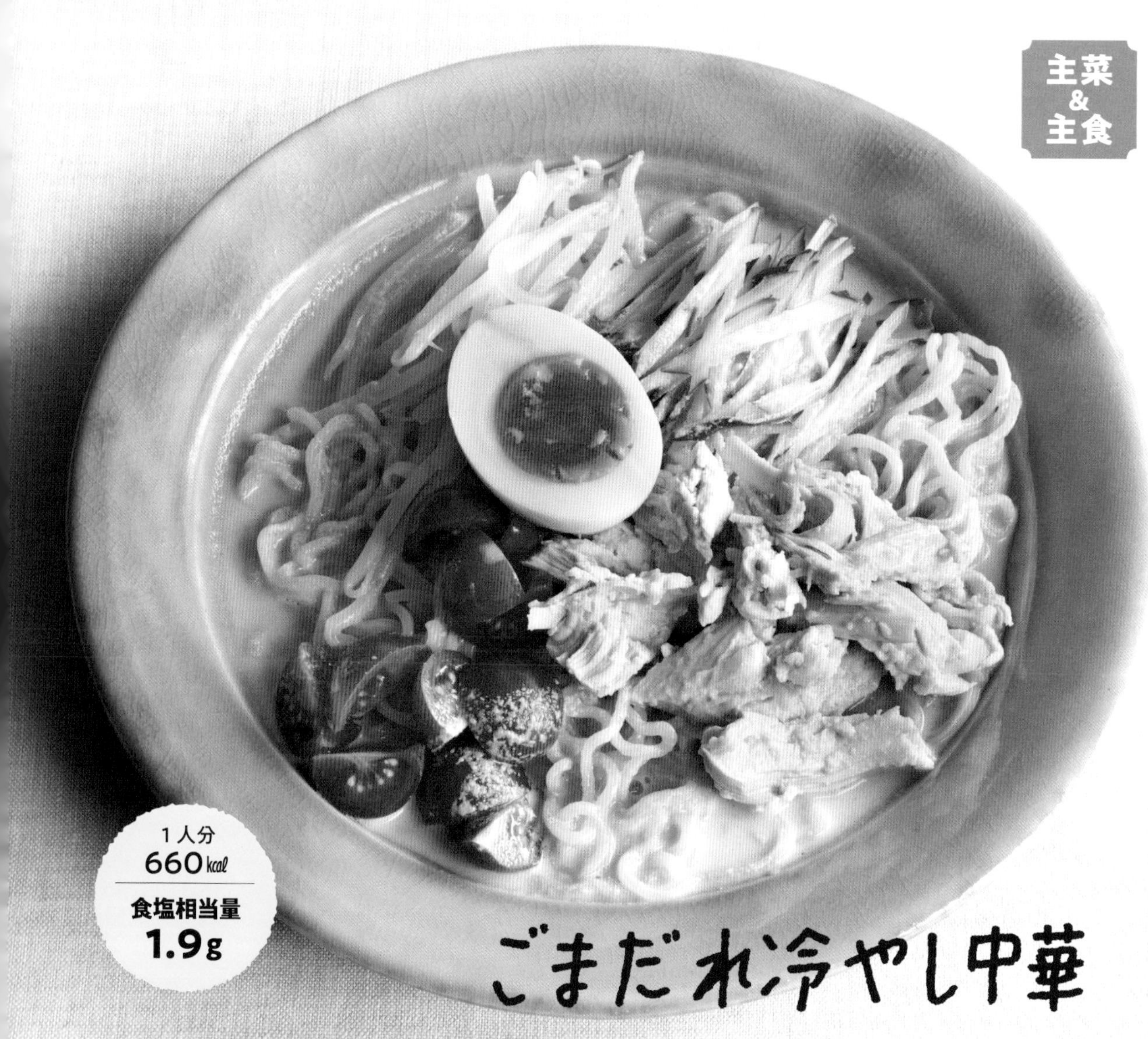

ごまだれ冷やし中華

※エネルギーと食塩相当量は、皿に残ったたれ（1/5量）は含まず

冷やし中華は、たれだけではなく、めんにも塩分が含まれるので、減塩がむずかしいメニューです。練りごまのこくを活かした特製だれで召し上がれ！

男の減塩ポイント

1 下味をしっかりつける
鶏肉に下味をしっかりもみ込む

4 だしをきかせる
鶏肉を蒸したときに出た汁をたれに活用

ごまだれ冷やし中華

粘度のある練りごまを使うとめんにからみやすいたれになります。

材料／2人分

- 鶏胸肉（皮なし）……200g
- 塩……ミニスプーン1/2
- 砂糖……小さじ1
- 水……大さじ4
- 酒……大さじ2
- もやし……100g
- きゅうり……1本（100g）
- ミニトマト……50g
- ゆで卵（半熟にゆでたもの）……1個
- 特製ごまだれ a
  - 練り白ごま……50g
  - ポン酢しょうゆ（市販品）……大さじ2
  - 砂糖……大さじ1と1/2
  - 塩……ミニスプーン1/2
  - 鶏肉の蒸し汁（足りなければ水を足す）……1/2カップ
  - 牛乳……大さじ4
- 中華生めん……200g

作り方

1 鶏肉はこぶしで20回ほどたたき、塩と砂糖を順にもみ込む。耐熱皿にのせて、水と酒をまわしかけ、ふんわりとラップをかけて電子レンジ（600W）で4分加熱する。そのままあら熱がとれるまでおく。食べやすく裂く。

2 もやしは熱湯で30秒ほどゆでてざるにあげる。きゅうりはせん切りにする。ミニトマトはへたを除いて縦4等分に切る。卵は縦半分に切る。

3 aを合わせ、1の鶏肉の蒸し汁を少しずつ加えて混ぜ合わせる。牛乳を加えてよく混ぜる。

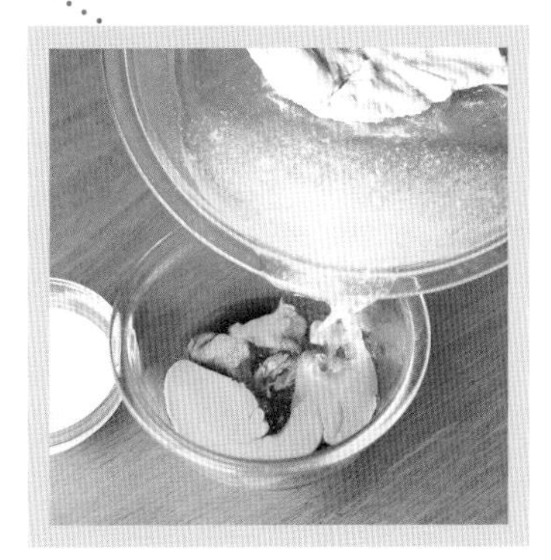

練りごまは混ざりにくいので、鶏肉の蒸し汁を少しずつ加えながら混ぜ合わせてください。

4 中華めんを表示時間どおりにゆでてざるにあげ、水で洗って水けをよくきる。器にめんを盛り、2の野菜と卵、1の鶏肉をのせ、3のたれをかける。

組み合わせ例

例1 107ページ

副菜
水菜と三つ葉ののりあえ
67kcal
食塩相当量 0.2g

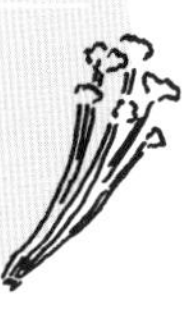

合計 1食分／727kcal 食塩相当量 2.1g

例2 73ページ

副菜
にらさんしょうポン酢
21kcal
食塩相当量 0.4g

合計 1食分／681kcal 食塩相当量 2.3g

減塩のヒント

冷やし中華の具としてハムを思い浮かべますが、蒸し鶏にすれば蒸し汁も活用でき、減塩に役立ちます。レンジで作れる蒸し鶏は、余熱を利用してしっとり仕上げます。肉がパサパサだと濃い味がほしくなるので、やわらかさも重要なポイントです。

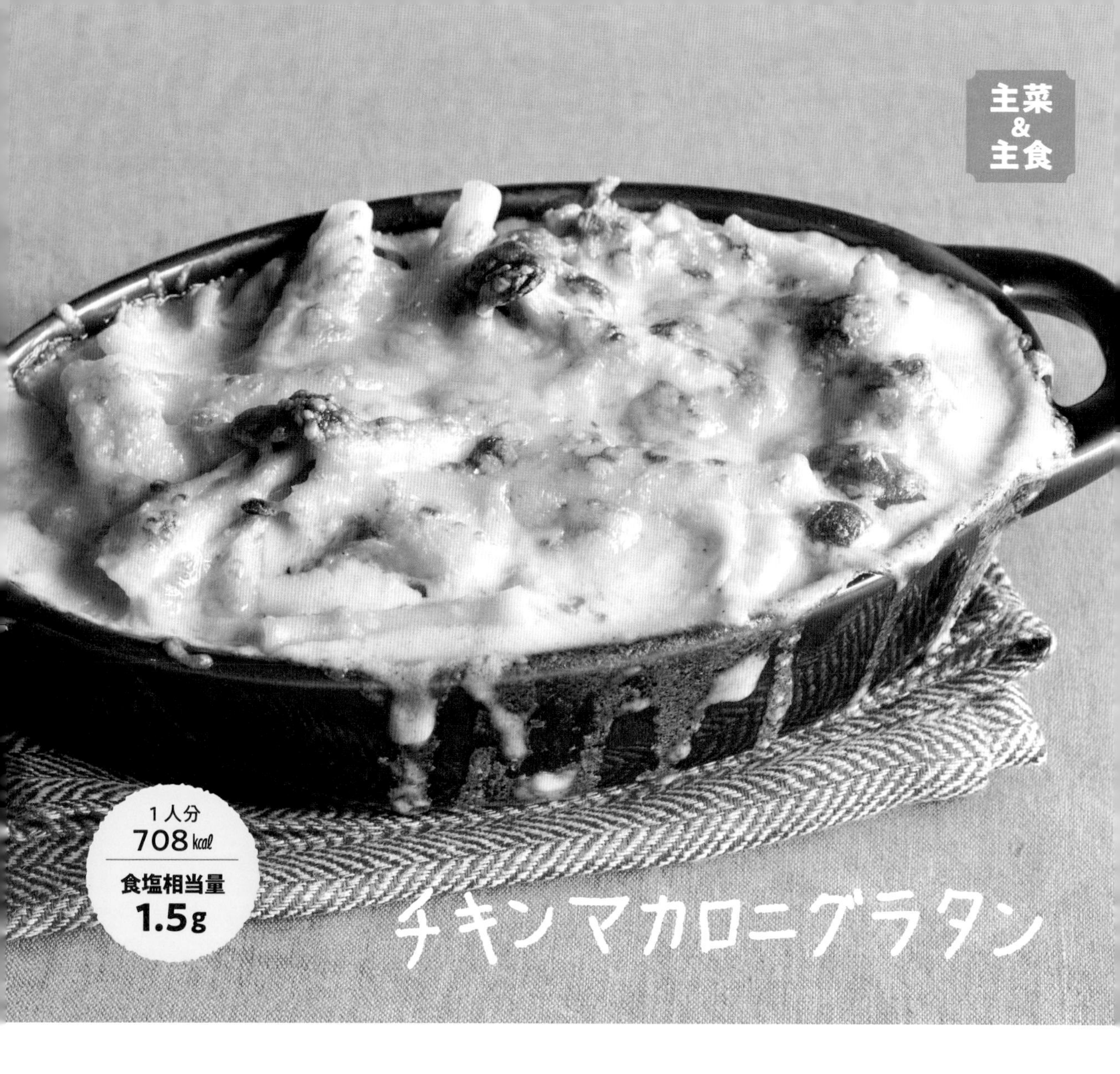

チキンマカロニグラタン

フライパンひとつで、具もマカロニもいっしょに煮て仕上げるグラタンです。バターと牛乳でこくをプラスし、小麦粉でとろみをつけて具に味をまとわせます。

男の減塩ポイント

1 下味をしっかりつける
鶏肉に下味をしっかりもみ込む

2 粉で味をまとわせる
小麦粉でとろみをつけて、
具に味をまとわせる

チキンマカロニグラタン

鶏肉やしめじからうま味が出ます。
最後に散らすチーズは量を守って！

材料／2人分

- 鶏もも肉……小1枚（200g）
- 塩……ミニスプーン1/2
- こしょう……少量
- 玉ねぎ……1/2個（100g）
- しめじ類……100g
- a バター（食塩使用）……15g
- a 小麦粉……大さじ1
- サラダ油……小さじ1
- 水……1/2カップ
- 牛乳……2カップ
- ピザ用チーズ……50g
- マカロニ（9分ゆでのもの）……乾50g

作り方

1 鶏肉は2cm角に切り、塩とこしょうをもみ込む。玉ねぎは繊維を断つように薄切りにする。しめじは石づきを除いてほぐす。耐熱ボールにaを入れて、ラップをかけずに電子レンジ（600W）で30秒ほど加熱し、ゴムべらでよく混ぜる。

2 フライパンに油と玉ねぎを入れて中火にかけ、2分ほどいためる。分量の水を加え、ひと混ぜして水けがなくなるまで2分ほど煮る。牛乳、鶏肉、マカロニ（乾）、しめじを加え、ときどき混ぜながら弱めの中火でさらに9分煮る。

3 aを加え、とろみが出るまで混ぜながら煮る（フライパンの底をこすったとき、少しの間、底が見えるくらいができ上がりの目安）。耐熱皿に入れてチーズを散らし、オーブントースターで焼き色がつくまで10～15分焼く。

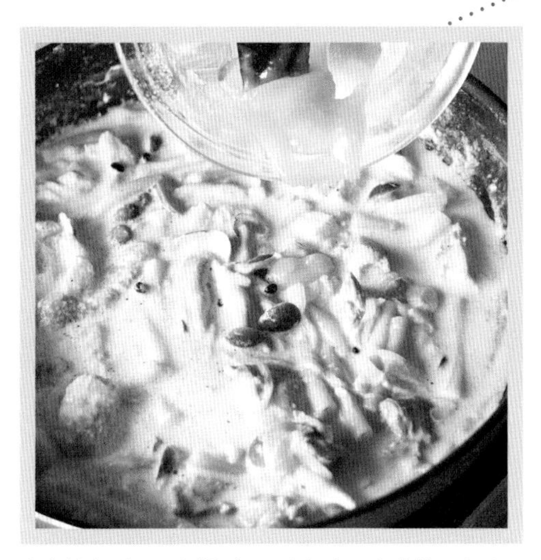

小麦粉をバターと混ぜてから加えると全体にとろみがつき、具にホワイトソースがからみます。

減塩のヒント

仕上げにトッピングするピザ用チーズや粉チーズは、量をはからずに使いがち。ピザ用チーズ大さじ1（8g）、粉チーズ大さじ1（6g）あたりの食塩相当量はともに0.2g。全体の塩分のバランスを考えて使いましょう。

組み合わせ例

例1 61ページ

汁物
いため玉ねぎのスープ
59kcal
食塩相当量
0.3g

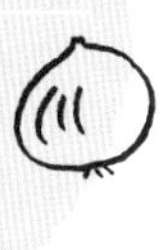

合計 1食分／767kcal 食塩相当量 1.8g

例2 59ページ

副菜
キャベツとツナのしょうがオイルいため
96kcal
食塩相当量
0.3g

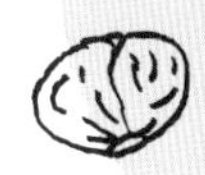

合計 1食分／804kcal 食塩相当量 1.8g

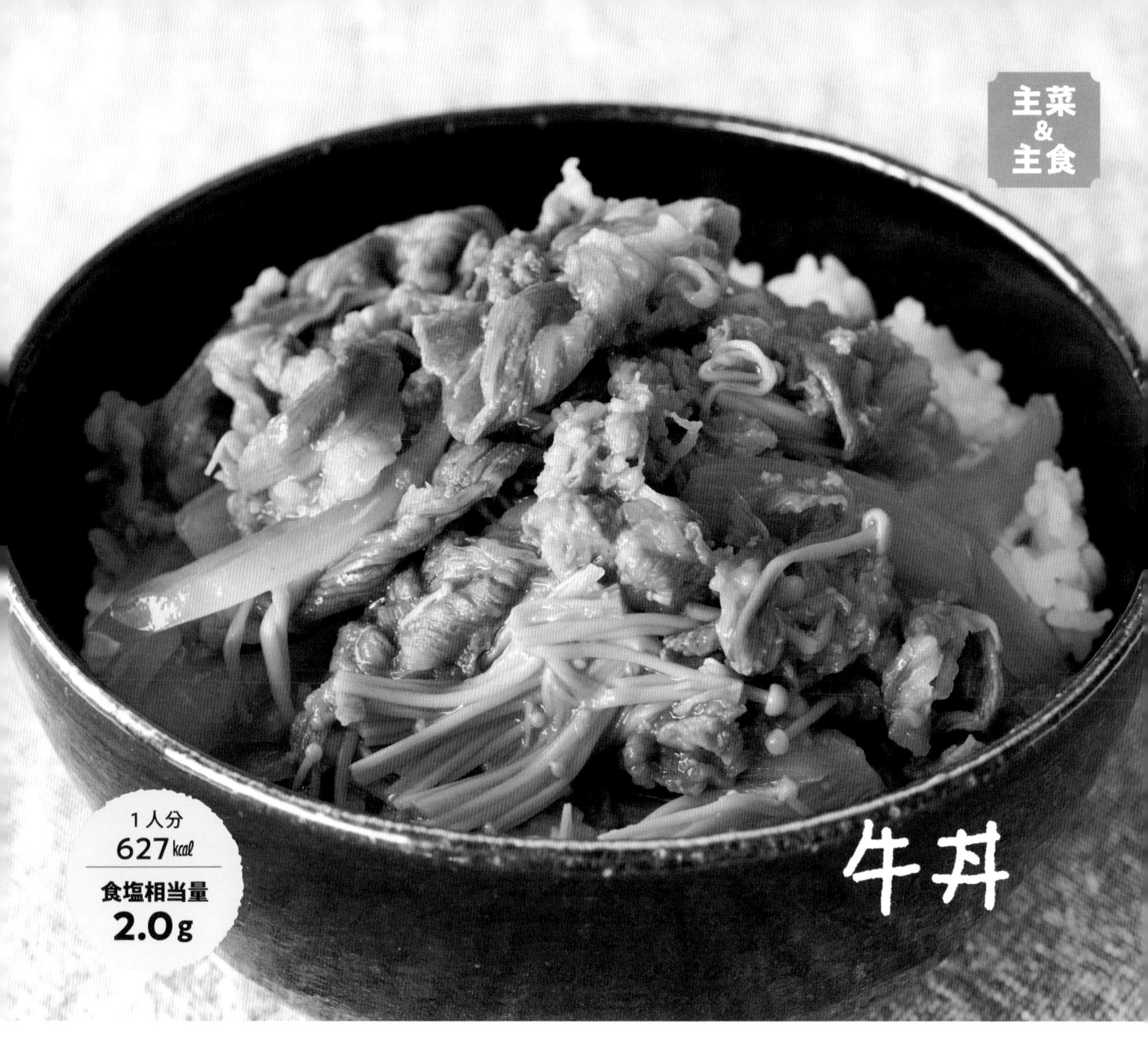

牛丼

甘じょっぱい王道の味つけの料理なので
減塩するともの足りなさが心配ですが、
えのきたけを入れてうま味をアップし、
さらに、とろんとしたえのきたけが
肉にからんで絶品なんです！

男の減塩ポイント

1 下味をしっかりつける
牛肉に下味をしっかりつける

4 だしをきかせる
だしとえのきたけのうま味をきかせる

牛丼

煮汁を含んだ、とろんとしたえのきが牛肉にからみついて味がのります。

材料／2人分

材料	分量
牛切り落とし肉	200g
塩	ミニスプーン1
玉ねぎ	小1個（150g）
えのきたけ	小1袋（100g）
煮汁　だし	1カップ
煮汁　しょうゆ・酒	各大さじ1
煮汁　砂糖	大さじ1/2
温かいごはん	300g

作り方

1 牛肉は食べやすい大きさに切り、塩をもみ込んで下味をつける。玉ねぎはくし形に切る。えのきは石づきを除き、長さを半分に切る。

2 フライパンに煮汁の材料と玉ねぎとえのきを入れて強火にかけ、煮立ったら中火にして7～8分煮る。玉ねぎがしんなりとなったら、牛肉を入れて1分ほど色が変わるまで煮る。火を消し、ふたをしてそのままあら熱がとれるまでさまして味を含ませる。食べるときに再び温める。

3 器にごはんを盛り、2をのせる。

牛肉に塩をもみ込むと肉のうま味がきわ立ちます。肉の弾力が残るように加熱時間は短めに！

減塩のヒント

紅しょうがをトッピングしたくなりますが、塩分量が増えてしまうので、赤とうがらしや一味とうがらしで味にアクセントをつけましょう。外食時はつゆは少なめを心がけ、サイドメニューにはキムチではなくサラダにし、ドレッシングの量にも気をつけましょう。

組み合わせ例

例1 53ページ

副菜
レタスときゅうりのごまナムル
109kcal
食塩相当量
0.2g

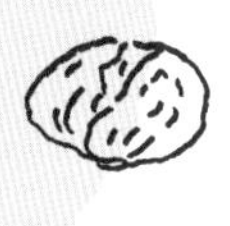

合計 1食分／736kcal　食塩相当量 2.2g

例2 107ページ

副菜
水菜と三つ葉ののりあえ
67kcal
食塩相当量
0.2g

合計 1食分／694kcal　食塩相当量 2.2g

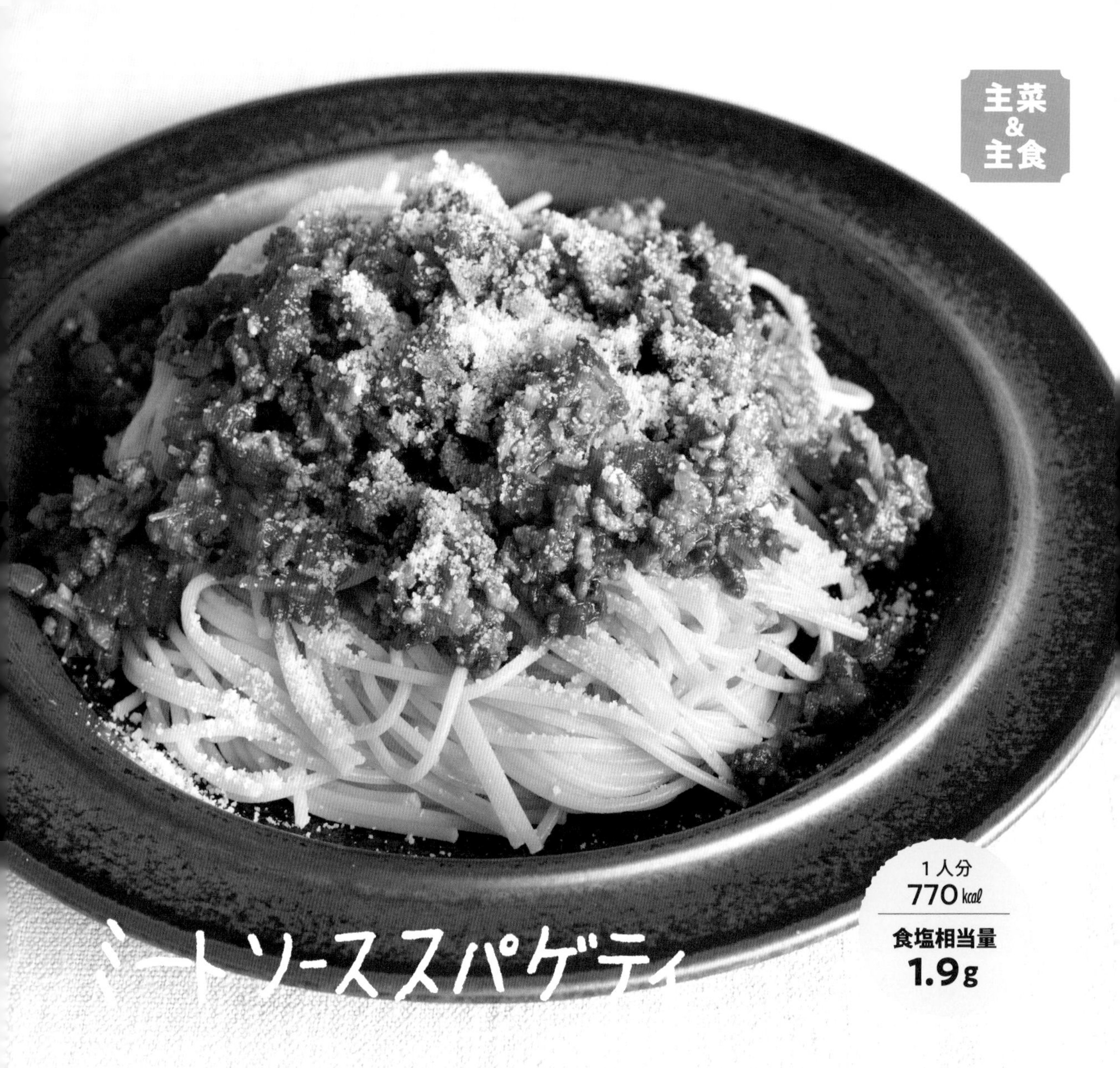

主菜&主食

ミートソーススパゲティ

1人分
770kcal
食塩相当量
1.9g

「味のイメージ」があるメニューは、塩味だけでなく、食材のうま味をじょうずに活かして減塩します。スパゲッティは細めを選び、塩ゆでしないのを基本にします。

男の減塩ポイント

3 香味野菜やスパイスを活用する
にんにく、ロリエで香りよく仕上げる

5 油のこくを活かす
オリーブ油とバターで香りとこくをプラス

ミートソーススパゲティ

ミートソースを煮つめてから、
ごく少量の塩で味をととのえて！

材料／2人分

材料	分量
牛豚ひき肉	200g
塩	ミニスプーン1
こしょう	少量
玉ねぎ	1/2個（100g）
マッシュルーム	3個（50g）
にんじん	1/3本（50g）
にんにく	1かけ（10g）
オリーブ油	大さじ1
a カットトマト缶	1カップ
a 赤ワイン	1/4カップ
a トマトケチャップ	大さじ1
a ロリエ	1枚
塩	ミニスプーン1
スパゲティ（1.6mm）	乾160g
b 塩	ミニスプーン1/2
b バター（食塩使用）	10g
b オリーブ油	大さじ1/2
粉チーズ	大さじ1

作り方

1 玉ねぎ、マッシュルーム、にんじん、にんにくはみじん切りにする。耐熱ボールに入れてオリーブ油を全体にからめ、ラップをかけずに電子レンジ（600W）で5分加熱する。

2 フライパンに油を引かずにひき肉を広げ入れ、強めの中火にかける。3分動かさずに焼きつけたら、塩とこしょうをふる。裏返し、1を加えて1分いため合わせる。aを加えてよく混ぜて3分煮つめてから、塩で味をととのえる。

3 なべにたっぷりの湯を沸かし、塩を加えずに、スパゲティを袋の表示時間どおりにゆでる。ざるにあげて湯をきり、ボールに入れてbを加えてからめる。器に盛り、2のミートソースをかけ、粉チーズをふる。

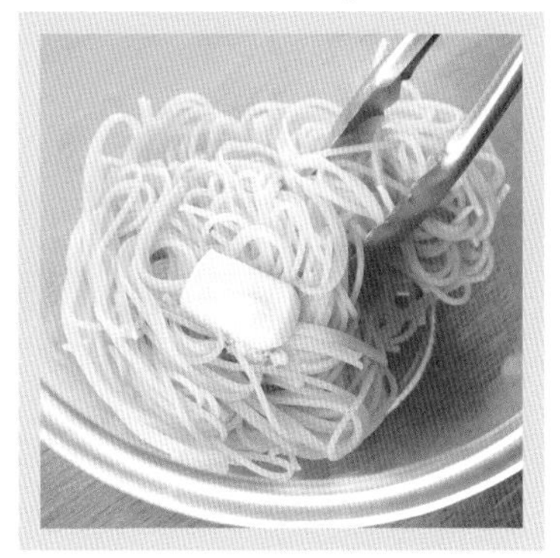

スパゲティは塩を入れずにゆでたあと、湯をよくきり、塩、バター、オリーブ油で味をつけます。ゆでてから塩を加えたほうが少量の塩でしっかりとした味に感じます。

減塩のヒント

スパゲティの太さは1.8mmよりも1.6mmを選ぶほうが1本1本にソースがなじみ、味を感じやすくなります。ソースがあっさりしている場合は、さらに細めの1.4mmを選ぶなど使い分けるのもおすすめです。

組み合わせ例

例1 61ページ

汁物
いため玉ねぎのスープ
59kcal
食塩相当量
0.3g

合計 1食分／829kcal 食塩相当量 2.2g

例2 103ページ

副菜
きゅうりと豆のヨーグルトサラダ
132kcal
食塩相当量
0.4g

合計 1食分／902kcal 食塩相当量 2.3g

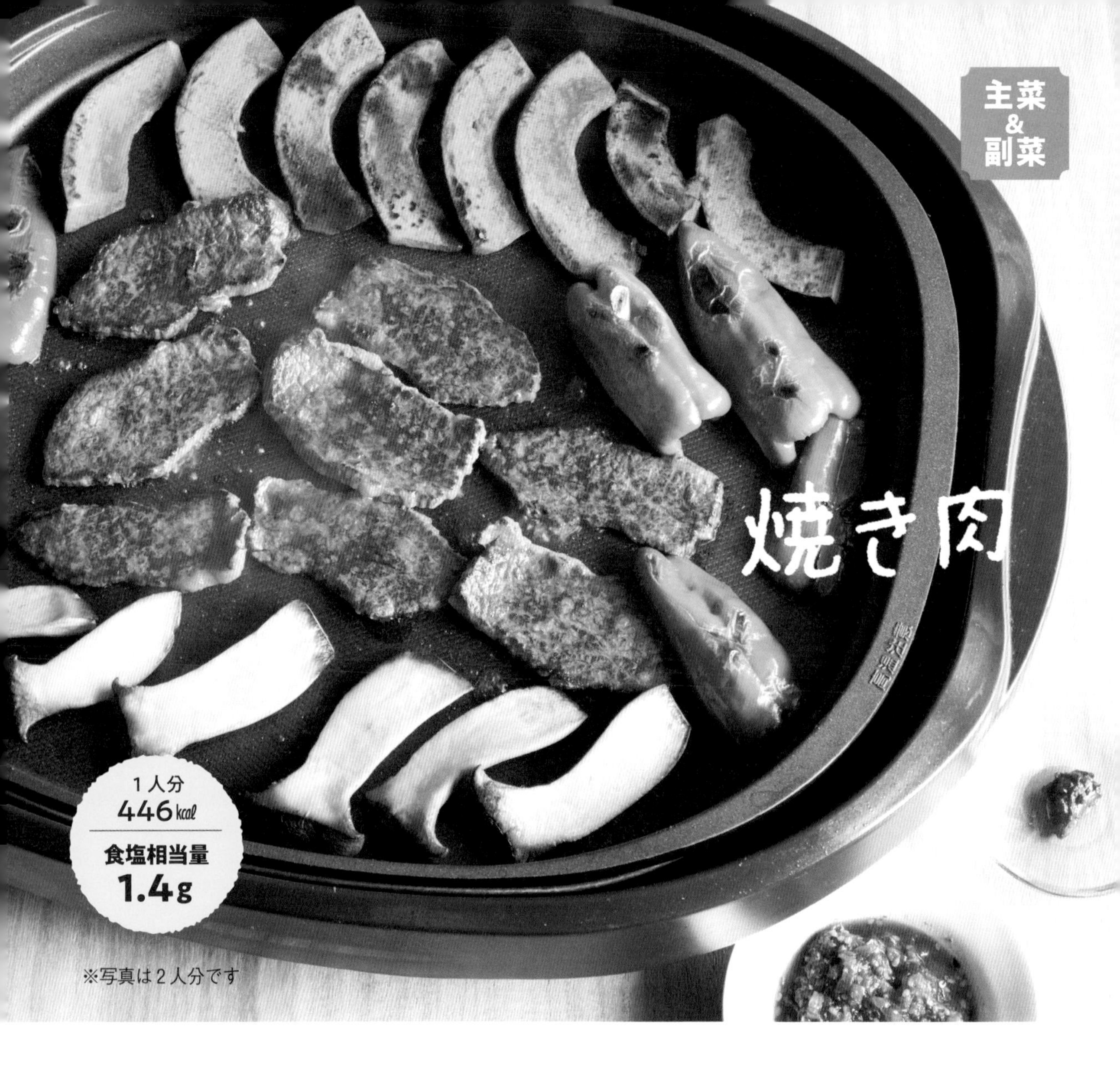

主菜
&
副菜
焼き肉
1人分
446kcal
食塩相当量
1.4g
※写真は2人分です

焼き肉のときに気をつけたいのは、たれの塩分です。塩分量が調整されたおいしい焼き肉だれを覚えておくと重宝しますよ！　ひと手間かける価値アリのたれです。

男の減塩ポイント

1　下味をしっかりつける
肉に下味をもみ込む

3　香味野菜やスパイスを活用する
にんにくの香り、一味とうがらしや
豆板醤の辛味をきかせる

焼き肉

肉全体に油をからめ、少量の塩を行きわたらせます。

材料／2人分

- 牛もも焼き肉用肉……200g
- サラダ油……大さじ1/2
- 塩……ミニスプーン1/2

- かぼちゃ……1/8個（150g）
- エリンギ……3本（100g）
- ピーマン……3個（60g）
- サラダ油……大さじ1/2
- 塩……ミニスプーン1/3

焼き肉だれ
- 玉ねぎ（みじん切り）……1/2個（100g）
- にんにく（すりおろし）……10g
- サラダ油……大さじ1/2
- a
  - りんごジュース……1/2カップ
  - 酒……大さじ1
  - いり白ごま・砂糖……各大さじ1/2
  - しょうゆ……小さじ1
  - 塩……ミニスプーン1/2
  - 一味とうがらし……少量

- 豆板醤（とうばんじゃん）……ミニスプーン2

作り方

1 牛肉に油をからめて、塩を加えて全体にまぶす。

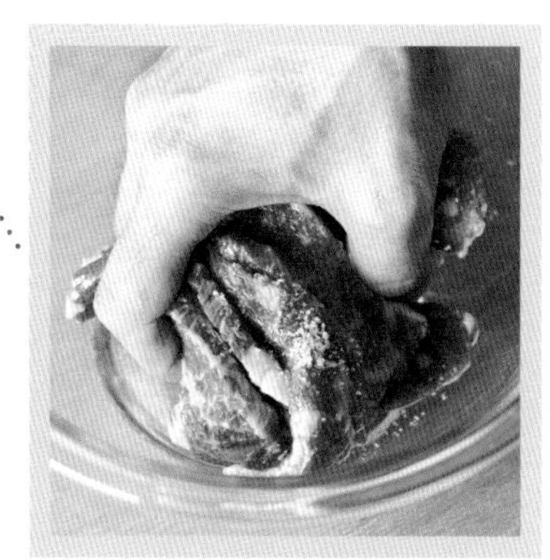

肉に油をまぶしながら、ごく少量の塩を全体になじませるようにします。

2 かぼちゃは薄切りにする。エリンギは縦半分に切る。ピーマンは縦半分に切って種とへたをとり除く。これらに油をからめる。

3 小さめのフライパンに焼き肉だれの油と玉ねぎを入れて中火で3分いためる。にんにくを加えて香りが立ったらaを加えて2分ほど、とろりとするまで煮る。

4 ホットプレートに2の野菜とエリンギを並べ、200℃に温める。ふたをして5分ほど蒸し焼きにし、裏返す。1の牛肉を並べて1分焼き、裏返して1分焼く。野菜とエリンギに塩をふる。

5 小皿に3の焼き肉だれを入れ、豆板醤を添える。焼けた肉や野菜などにつけて食べる。

組み合わせ例

例1 54ページ

副菜

トマトのとろろこんぶ甘酢あえ

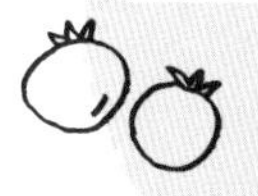

45kcal
食塩相当量 0.6g

合計 1食分／491kcal
食塩相当量 2.0g

例2 95ページ

副菜

きのこのおろしあえ

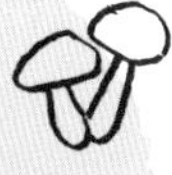

27kcal
食塩相当量 0.4g

合計 1食分／473kcal
食塩相当量 1.8g

減塩のヒント

肉といっしょに焼くのは、かぼちゃや芋類、玉ねぎなどの甘味のある野菜や、うま味のあるきのこ類がおすすめ。これらは、ごくわずかな塩を仕上げにふれば、たれをつけなくてもおいしく食べられます。

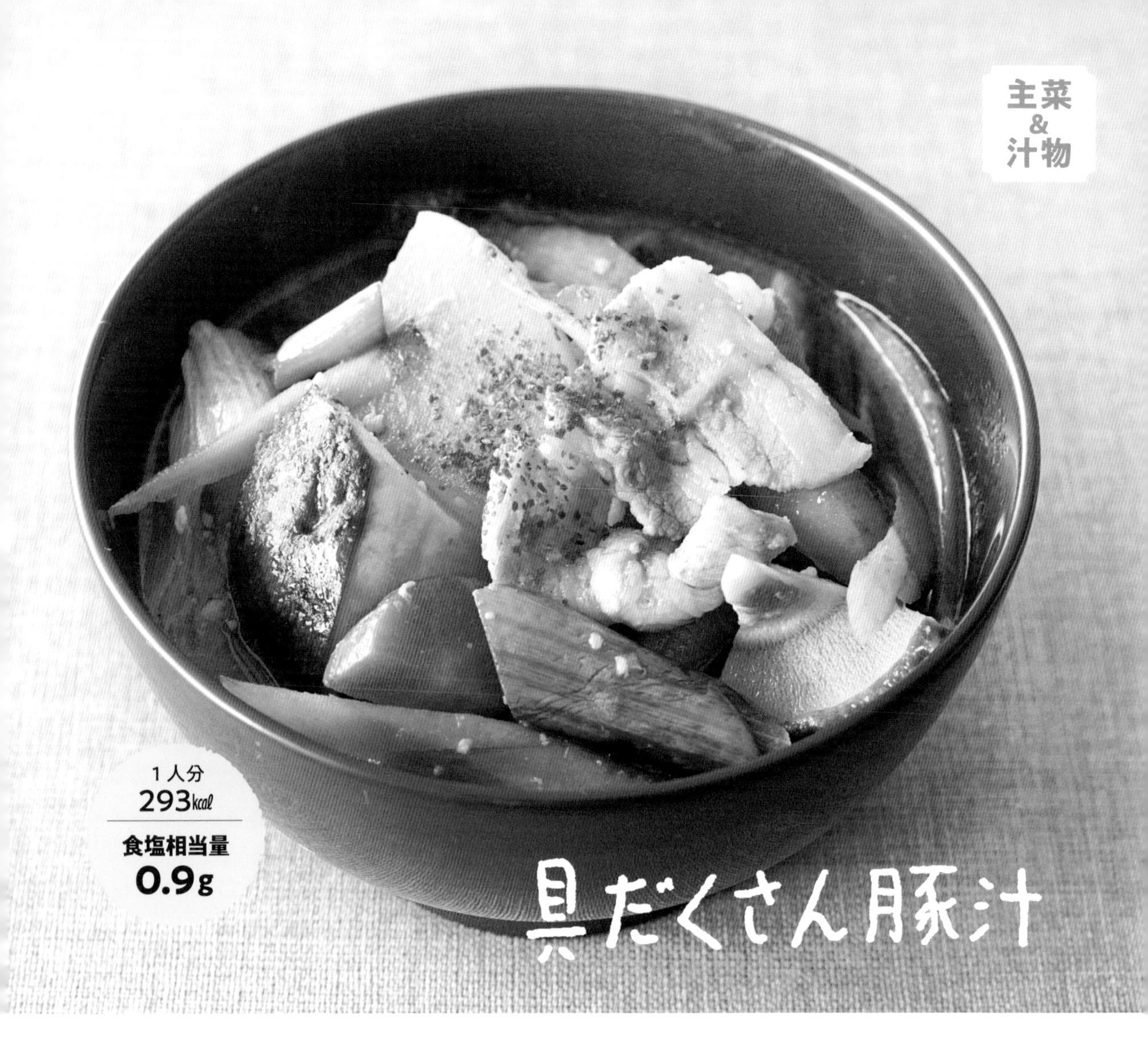

具だくさん豚汁

減塩を心がける人には
汁物は「1日1杯に」といわれます。
具だくさんにして、
汁の量を減らせば、心配は軽減され、
主菜や副菜を兼ねる一品にもなります。

男の減塩ポイント

3 香味野菜やスパイスを活用する
ねぎのうま味、一味とうがらしの辛味で
味わい豊かにする

5 油のこくを活かす
ごま油でいためて香ばしさをプラス

具だくさん豚汁

豚バラ肉、しいたけ、ごぼうからも
いいだしが出ます。

材料／2人分

豚バラ薄切り肉	100g
大根	100g
長ねぎ	1本（100g）
にんじん	50g
ごぼう	50g
生しいたけ	2枚（40〜50g）
ごま油	大さじ1/2
［水	1と3/4カップ
酒	大さじ1と1/2
［みそ	大さじ1/2※
しょうゆ	小さじ1/2
一味とうがらし	少量

※みそは大さじ1まで入れてもOK。
その場合の食塩相当量は1.4gです。

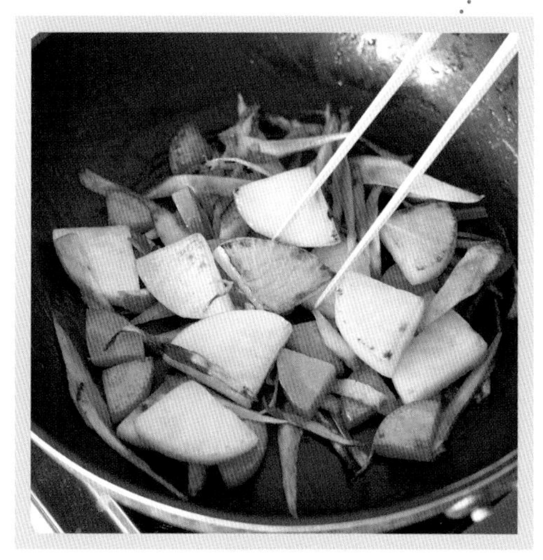

野菜にほんのり焼き色がつくまで焼くと、香ばしさが汁に加わり、塩分を控えやすくなります。

作り方

1. 豚肉は3㎝幅に切る。大根とにんじんは5㎜厚さのいちょう切りにする。長ねぎは2㎝幅の斜め切りにする。ごぼうは笹がきにし、水にさっとさらして水けをきる。しいたけは石づきを除いて4〜6等分に切る。
2. フライパンにごま油を熱し、大根とにんじんとごぼうを入れて強火で2分ほど焼きつける。大根とにんじんを裏返して全体をさらに1分ほどいためる。分量の水、酒、豚肉としいたけとねぎの白い部分を加え、煮立ったら弱火にして10分ほど煮る。
3. みそとしょうゆを合わせてとき入れ、ねぎの青い部分を加えて弱火で5分ほど煮る。
4. 器に盛り、一味とうがらしをふる。

減塩のヒント

汁物は具だくさんにして汁の量を減らすのも減塩に効果的ですが、汁わんのサイズをひとまわり小さくするのもおすすめ。ただし、おかわりはしないように気をつけて。

組み合わせ例

例1 73ページ

副菜
にら
さんしょうポン酢
21㎉
食塩相当量
0.4g

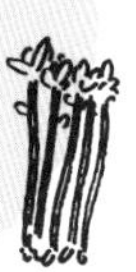

合計 1食分／314㎉　食塩相当量 1.3g

例2 57ページ

副菜
オクラとなすの
カレーいため
119㎉
食塩相当量
0.3g

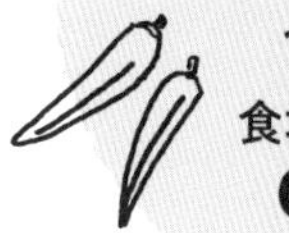

合計 1食分／412㎉　食塩相当量 1.2g

材料／2人分

	豚肩ロース薄切り肉	150g
	ごま油	大さじ1/2
	塩	ミニスプーン1/2
	こしょう	少量
	白菜キムチ※	60g
	にら	1/2束（50g）
	大豆もやし	100g
a	みりん	大さじ1
a	しょうゆ	小さじ1

※100gあたりの食塩相当量2.2gのものを使用。

作り方

1 豚肉は3㎝幅に切る。ごま油をからめて、塩とこしょうをもみ込む。にらは4㎝長さに切る。大豆もやしは水洗いし、水けをきる。

2 フライパンに1の豚肉を広げ入れ、中火で2分焼く。肉の縁が白っぽくなったら裏返し、1分焼いてとり出す。

3 2のフライパンにキムチを入れ、30秒ほど中火でいためる。大豆もやしを加えて1分ほどいため、2の豚肉を戻し入れ、aとにらを加えてさっといため合わせる。

男の減塩ポイント

1 肉に下味をつける

5 ごま油で香り豊かに

組み合わせ例

例1 64ページ

汁物
サクラエビとにらの中国風スープ
13kcal
食塩相当量
0.7g

合計 1食分／282kcal 食塩相当量 2.1g

例2 101ページ

汁物
わかめのコーンポタージュ
86kcal
食塩相当量
0.6g

合計 1食分／355kcal 食塩相当量 2.0g

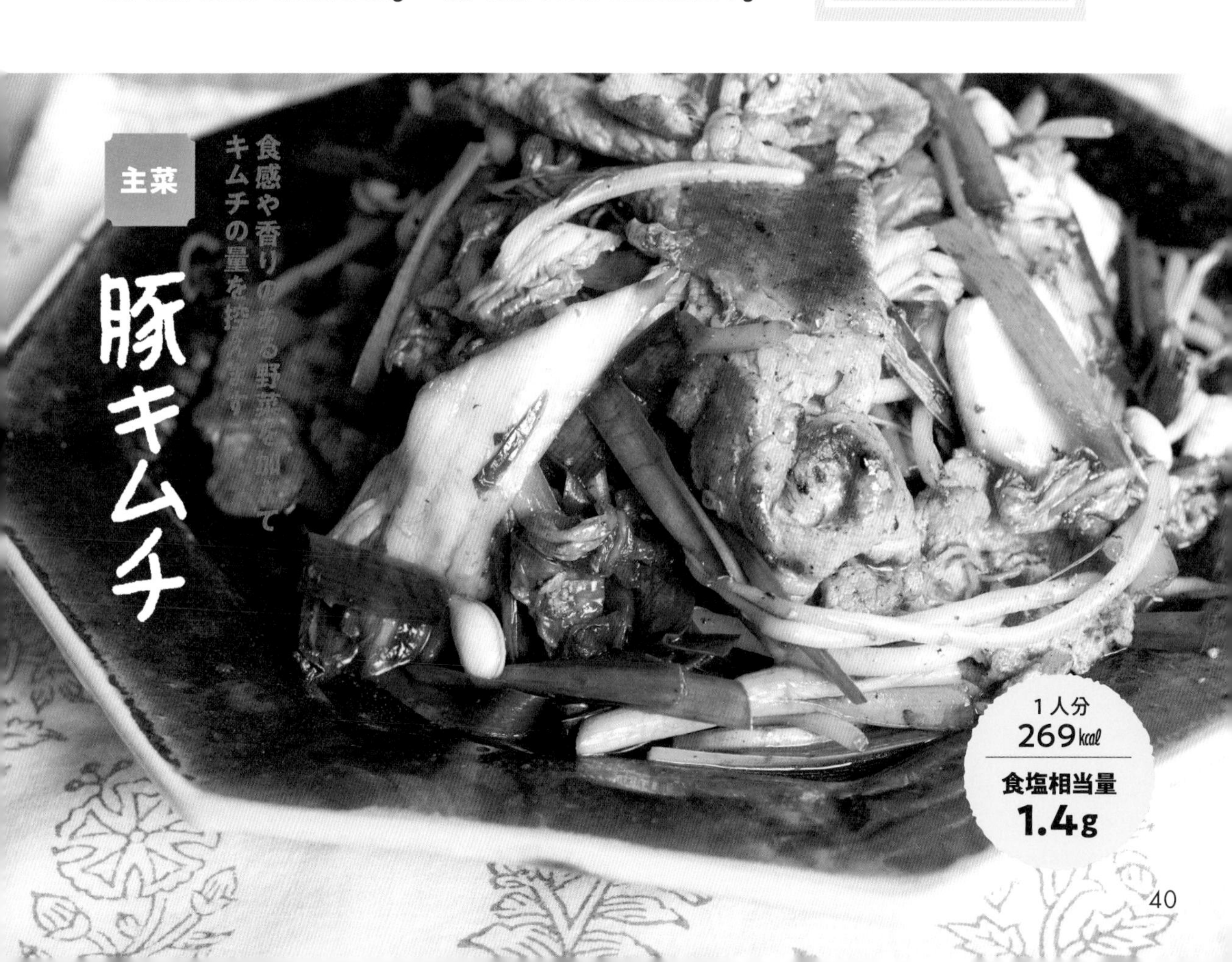

主菜

豚キムチ

食感や香りのある野菜を加えてキムチの量を控えます

1人分
269kcal
食塩相当量
1.4g

主菜
しょうがオイルが味の決め手に。
のりの香りもいいアクセント。
豚肉の
のりえのき巻き
1人分
350kcal
食塩相当量
1.1g

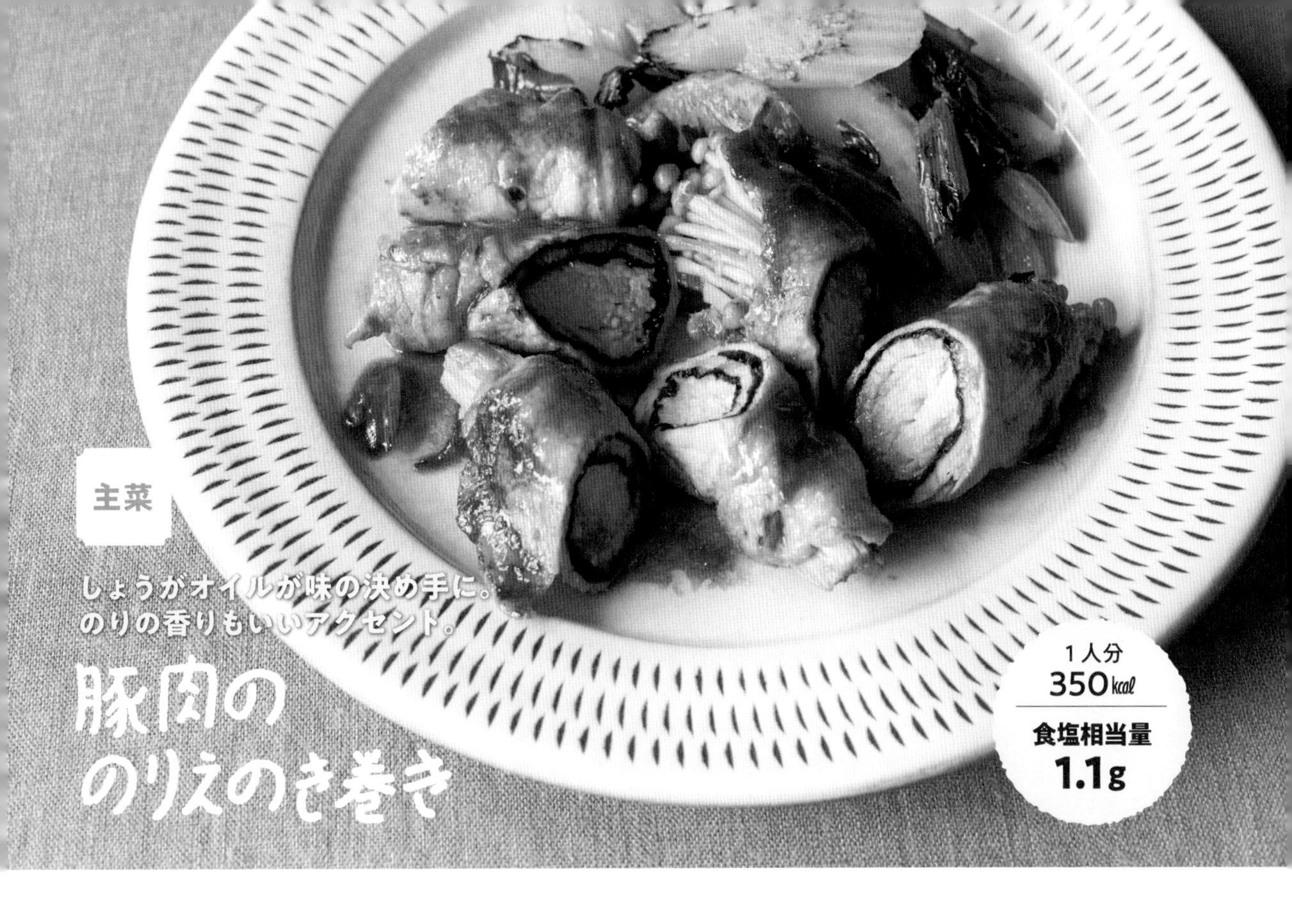

材料／2人分

豚ロース薄切り肉……6枚（200g）
えのきたけ……小1袋（100g）
焼きのり（全形）……1枚
小麦粉……小さじ2
セロリ（斜め切り）……1本分
サラダ油……大さじ1/2
a しょうゆ、みりん……各小さじ2
a しょうがオイル（p.11参照）……小さじ1/2

作り方

1 えのきたけは石づきを切り除き、6等分に割る。焼きのりも6等分に切る。まな板に豚肉を縦長に広げて、手前にのり、えのきを斜めにのせる。えのきを包むように肉をくるくると斜めに巻き、表面に小麦粉をまぶしつける。

2 フライパンに油を入れて、1を巻き終わりを下にして並べ、間にセロリも入れる。ふたをして中火にかける。2分ほど蒸し焼きにしたら、裏返してさらに2分蒸し焼きにする。

3 セロリをとり出して器に盛り、aを加えて照りが出るまで煮からめる。

4 食べやすく切って3の器に盛り合わせる。

男の減塩ポイント

2 粉をまぶして味をからめる
3 しょうがの香りをきかせる

組み合わせ例

例1 73ページ
副菜
にら
さんしょうポン酢
21kcal
食塩相当量
0.4g

合計 1食分／371kcal 食塩相当量 1.5g

例2 55ページ
副菜
レンチン蒸しなすの
わさびおろしあえ
80kcal
食塩相当量
0.5g

合計 1食分／430kcal 食塩相当量 1.6g

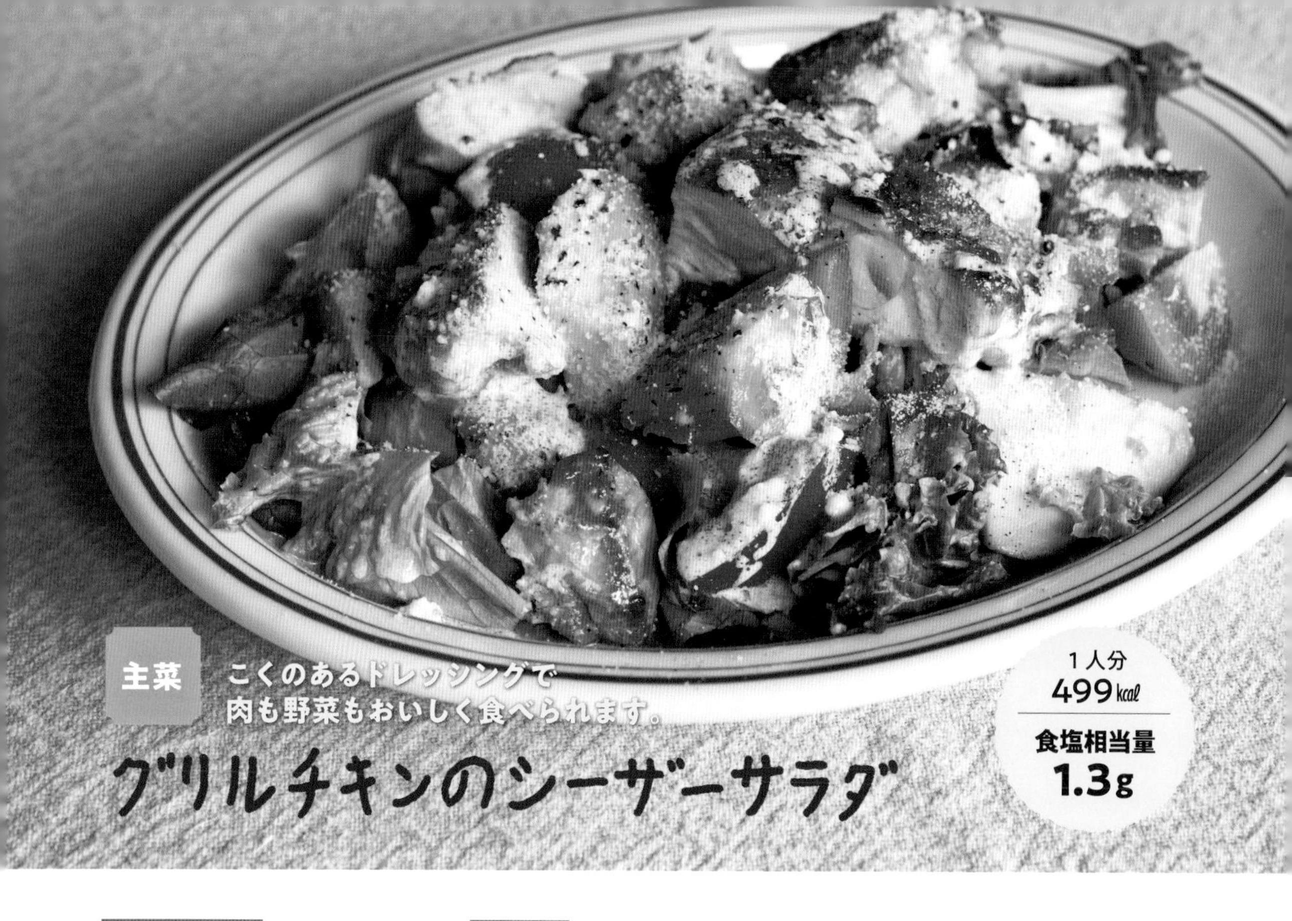

主菜　こくのあるドレッシングで肉も野菜もおいしく食べられます。

グリルチキンのシーザーサラダ

1人分
499kcal
食塩相当量
1.3g

材料／2人分

- 鶏もも肉……1枚（250g）
- 塩……ミニスプーン1
- サニーレタス……小1枚（20g）
- トマト……1個（150g）
- アボカド……1個（200g）
- シーザードレッシング
  - にんにくオイル（p.11参照）……小さじ1/2
  - 粉チーズ・マヨネーズ・牛乳・オリーブ油……各大さじ1
  - 塩……ミニスプーン1
  - あらびき黒こしょう……少々
- 粉チーズ……大さじ1/2
- あらびき黒こしょう……少々

作り方

1. 鶏肉は筋を切り、塩をもみ込む。サニーレタスは3cm角に切る。トマトはへたを除いて乱切りに、アボカドも皮と種を除いて乱切りにする。シーザードレッシングの材料を混ぜ合わせる。
2. フライパンに鶏肉を皮目を下にして入れ、中火にかける。フライ返しで押さえながら5分ほど焼く。脂が出てきたらキッチンペーパーで拭きとる。裏返して、さらに5分ほど焼き、とり出して5分ほど休ませる。
3. 器にサニーレタス、トマト、アボカドを盛り、鶏肉を3cm角に切ってのせて、1のドレッシングをかける。粉チーズを散らし、黒こしょうをふる。

男の減塩ポイント

1 鶏肉に下味をもみ込む

3 にんにくの香りをつける

組み合わせ例

例1　61ページ

汁物
キャベツとにんじんの野菜スープ
49kcal
食塩相当量
0.3g

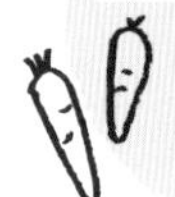

合計 1食分／548kcal　食塩相当量 1.6g

例2　61ページ

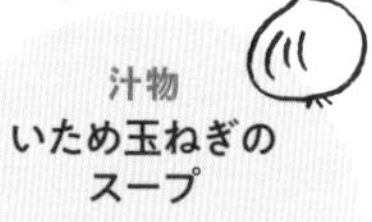

汁物
いため玉ねぎのスープ
59kcal
食塩相当量
0.3g

合計 1食分／558kcal　食塩相当量 1.6g

組み合わせ例

例1 87ページ

副菜
ポテトサラダ
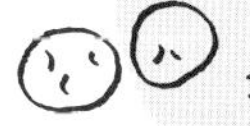
210kcal
食塩相当量
0.5g

合計 1食分／597kcal 食塩相当量 **1.4g**

例2 99ページ

副菜
たたききゅうりの薬味あえ
21kcal
食塩相当量
0.4g

合計 1食分／408kcal 食塩相当量 **1.3g**

材料／2人分

材料	分量
鶏ささ身	4本（200g）
a にんにくオイル（p.11参照）	小さじ1
a 小麦粉	小さじ2
a 粉チーズ	大さじ1
a 水	小さじ1
a 塩	ミニスプーン1
パン粉	1/2カップ
オリーブ油	大さじ3
レタス	2枚分（100g）
ミニトマト	10個（100g）
粉チーズ	大さじ1/2

男の減塩ポイント

3 にんにくをきかせる

5 オリーブ油で揚げ焼きにして香ばしさをプラス

作り方

1 ささ身はめん棒などで軽くたたきのばし、厚みを半分にする。aをよくからめてから、パン粉をまぶす。

2 フライパンにオリーブ油を入れて1のささ身を並べる。中火にかけて3分焼き、裏返して2分焼く。とり出して2分ほど休ませる。

3 レタスはせん切りに、ミニトマトはへたを除いて横半分に切る。2のカツレツは食べやすい大きさに切り、野菜とともに器に盛り合わせ、粉チーズを散らす。

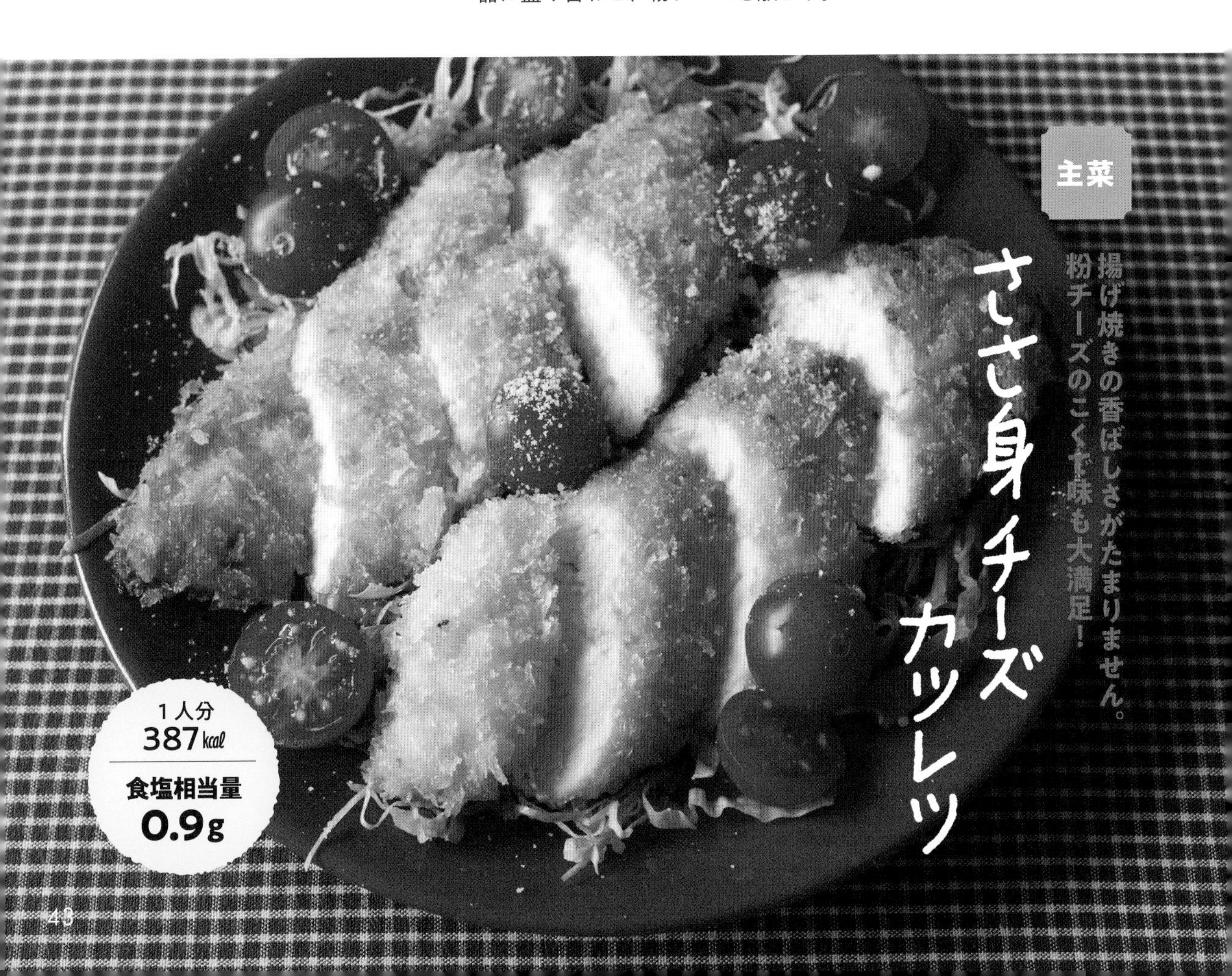

主菜

ささ身チーズカツレツ

揚げ焼きの香ばしさがたまりません。粉チーズのこくで味も大満足！

1人分
387kcal
食塩相当量
0.9g

材料／2人分

- 鶏手羽先……6本（骨つきで360g）
- 酒……大さじ1
- 塩……ミニスプーン1/2
- サラダ油……大さじ1
- a 粉ざんしょう……小さじ1/4
- a 塩……ミニスプーン1/2
- a こしょう……少量
- レモン（くし形切り）……2切れ

作り方

1. 手羽先は2本の骨に沿って内側に切り込みを3本入れる。ポリ袋に入れて、酒と塩を加えてよくもみ込み、5分ほどおく。
2. フライパンに油を入れ、手羽先を皮目を下にして並べる。中火にかけ、ときどきフライ返しで押さえつけながら3分ほど焼き、裏返してさらに3分ほど焼く。aをふってからめる。器に盛り、レモンを添える。

男の減塩ポイント

1 肉に下味をしっかりもみ込む

3 粉ざんしょうの香りをきかせる

組み合わせ例

例1 62ページ

汁物
刻みオクラとのりのみそ汁
19kcal
食塩相当量
0.7g

合計 1食分／325kcal 食塩相当量 1.4g

例2 97ページ

副菜
にんじんの白あえ
95kcal
食塩相当量
0.7g

合計 1食分／401kcal 食塩相当量 1.4g

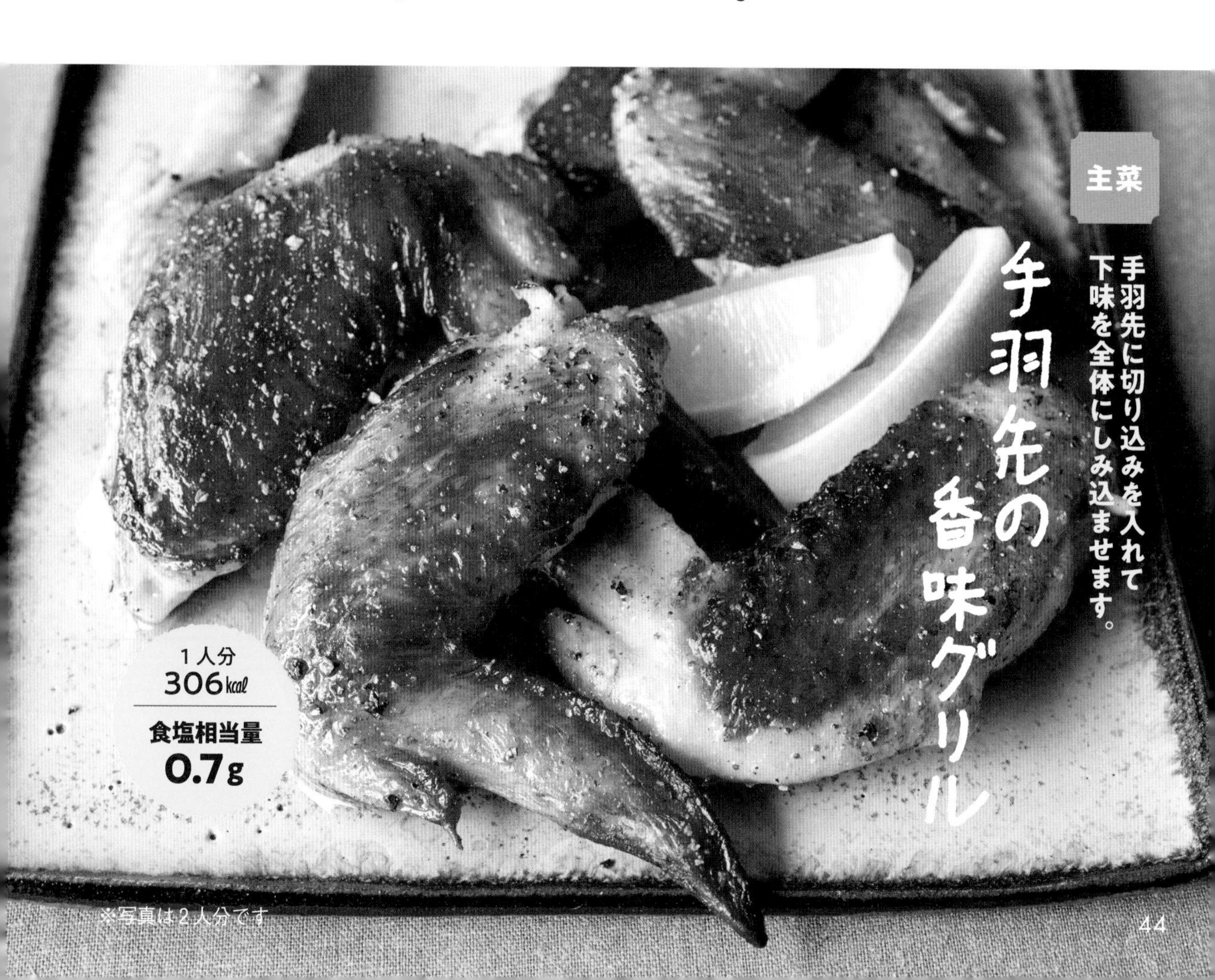

主菜

手羽先の香味グリル

手羽先に切り込みを入れて下味を全体にしみ込ませます。

1人分
306kcal
食塩相当量
0.7g

※写真は2人分です

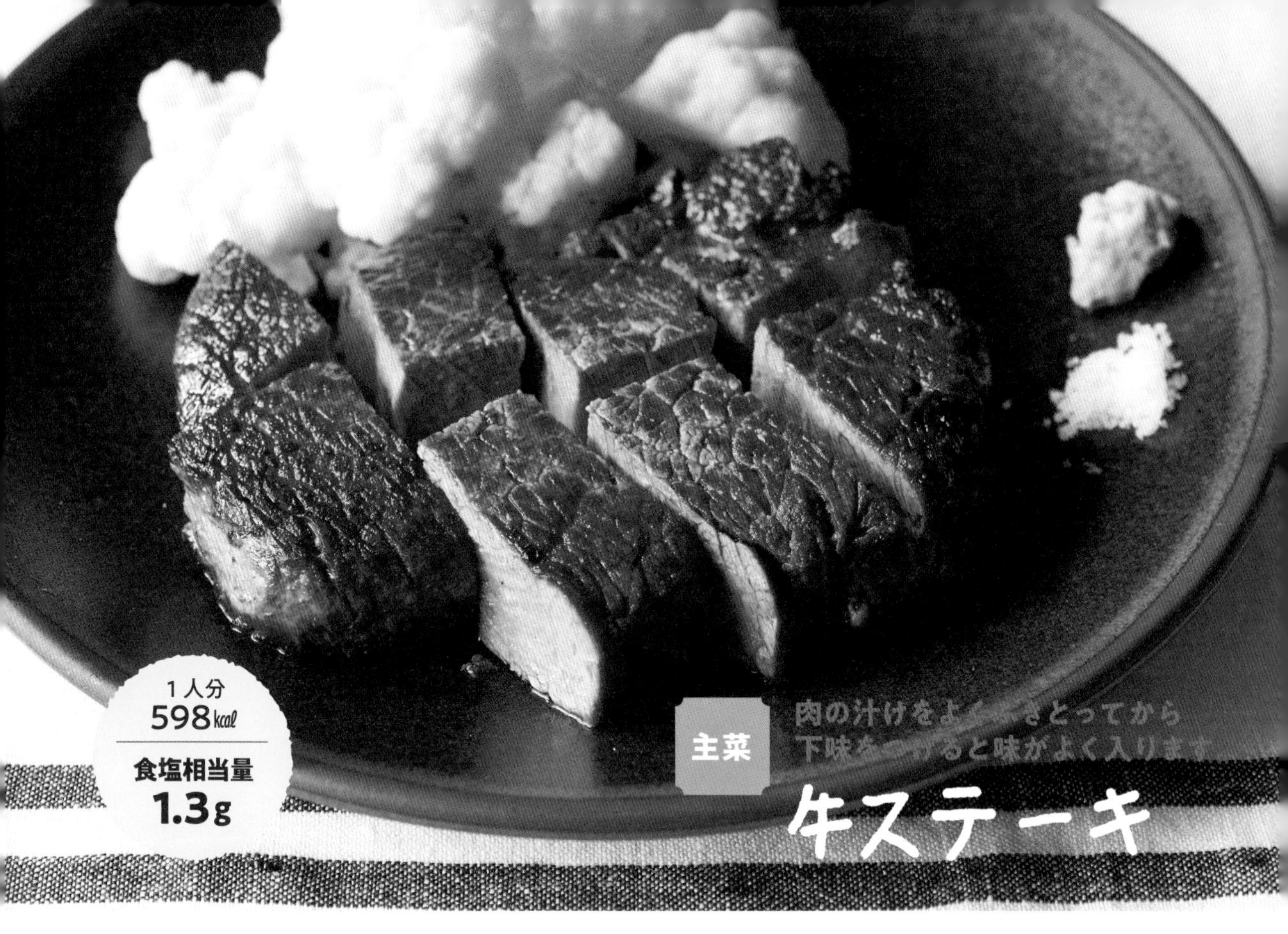

1人分
598kcal
食塩相当量
1.3g

主菜

肉の汁けをよくふきとってから
下味をつけると味がよく入ります

牛ステーキ

材料／2人分

- 牛ステーキ用肉（ランプ）……2枚（300g）
- 塩……ミニスプーン1
- カリフラワー……1/2個（200g）
- a オリーブ油……大さじ1/2
- a 水……大さじ3
- オリーブ油……大さじ3
- 塩……ミニスプーン1
- わさび……適量

作り方

1 牛肉はキッチンペーパーで汁けをふきとってから、塩をもみ込む。カリフラワーは小房に分けて耐熱皿に広げてaをかける。ふんわりとラップをかけて電子レンジ（600W）で4分加熱する。

2 フライパンにオリーブ油を強火で熱し、少しけむりが出てくるくらいになったら、牛肉を入れてふたをして1分30秒焼き、裏返してふたをして1分30秒焼く。

3 アルミ箔（はく）を二重にして、焼いた牛肉を包み、3分ほど火口のそばで休ませる。

4 牛肉を食べやすい大きさに切り、1のカリフラワーとともに器に盛り合わせ、わさびと塩を添える。

男の減塩ポイント

1 肉に下味をしっかりつける
3 わさびで味にアクセントをつける

組み合わせ例

例1 103ページ

副菜
きゅうりと豆のヨーグルトサラダ
132kcal
食塩相当量
0.4g

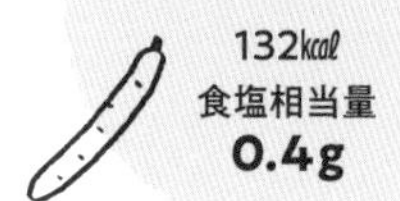

合計 1食分／730kcal 食塩相当量 1.7g

例2 93ページ

副菜
ブロッコリーのナッツチーズあえ

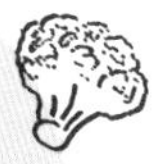

126kcal
食塩相当量
0.4g

合計 1食分／724kcal 食塩相当量 1.7g

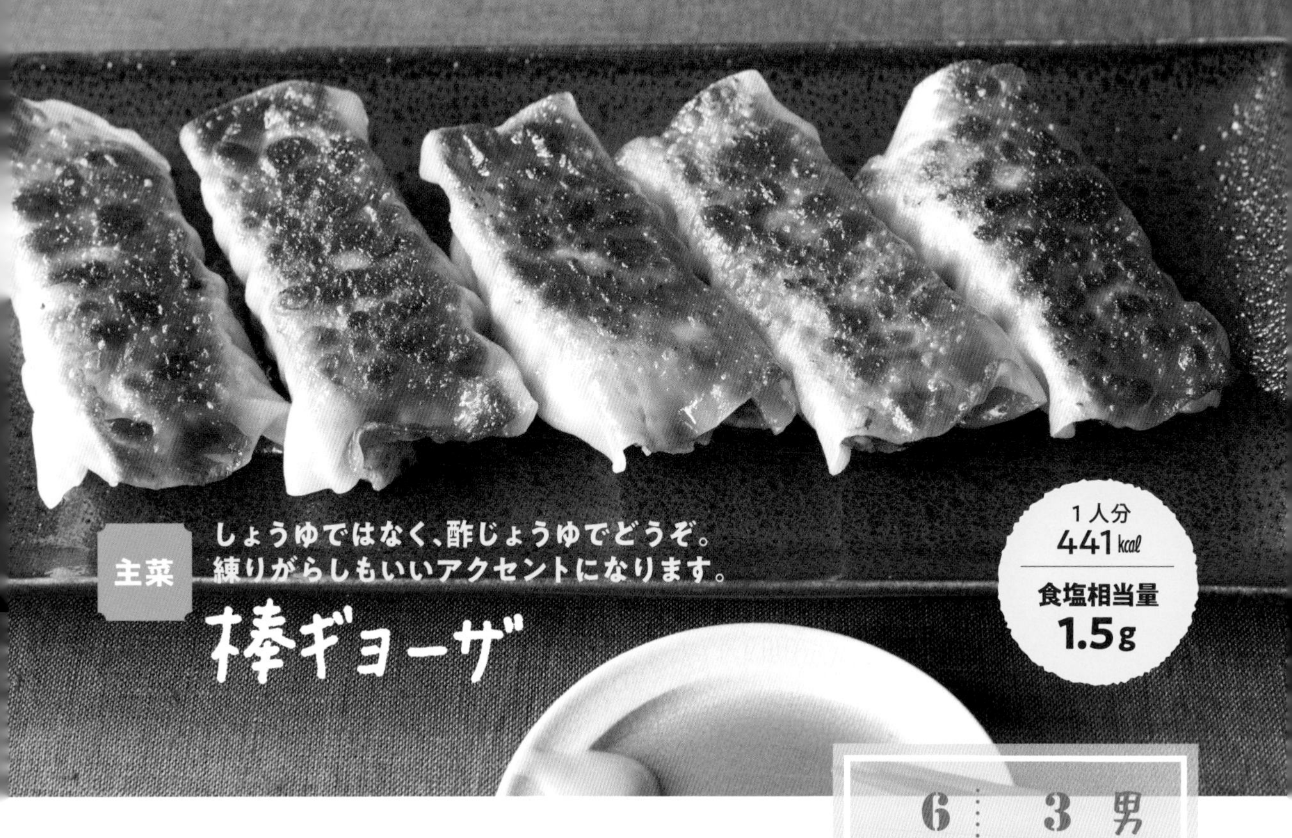

主菜

しょうゆではなく、酢じょうゆでどうぞ。
練りがらしもいいアクセントになります。

棒ギョーザ

1人分
441kcal
食塩相当量
1.5g

男の減塩ポイント

3 しょうが、にんにくをきかせる

6 酢じょうゆで味にアクセントをつける

組み合わせ例

例1 58ページ

副菜
豆苗とピーマンのおかかにんにくいため
88kcal
食塩相当量
0.3g

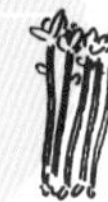

合計 1食分／529kcal 食塩相当量 1.8g

例2 54ページ

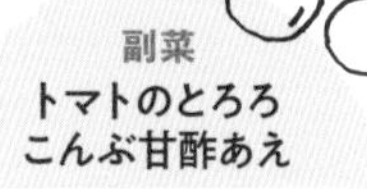

副菜
トマトのとろろこんぶ甘酢あえ
45kcal
食塩相当量
0.6g

合計 1食分／486kcal 食塩相当量 2.1g

材料／2人分

豚ひき肉……200g
キャベツ……100g
にら……30g
a
- しょうがオイル・にんにくオイル（ともにp.11参照）……各小さじ1
- 酒……小さじ2
- かたくり粉……大さじ2
- 塩……ミニスプーン1と1/2

ギョーザの皮……10枚
サラダ油……大さじ1
水……1/2カップ
酢じょうゆ
- 酢……大さじ1
- しょうゆ……小さじ1

練りがらし……適量

作り方

1 キャベツとにらはみじん切りにして、耐熱皿に並べる。ふんわりとラップをかけて電子レンジ（600W）で3分加熱する。あら熱がとれるまでおく。

2 ボールにひき肉、1のキャベツとにら、aを入れてよく混ぜて肉だねを作る。10等分にし、ギョーザの皮の中央に棒状になるようにおき、両端を中央で合わせて包む。合計10本作る。

3 フライパンに油を入れて、2のギョーザを並べる。中火で2分ほど焼き、分量の水をフライパンのふちから加えてふたをして、3～4分蒸し焼きにする。肉だねに火が通ったら、ふたをあけて、水分を飛ばす。

4 器に盛り、酢じょうゆの材料を混ぜ合わせ、練りがらしとともに添える。

材料／2人分

a	鶏胸ひき肉	200g
a	かたくり粉・酒	各大さじ1
a	しょうがオイル（p.11参照）	小さじ1
a	塩	ミニスプーン1
	青じそ	6枚
	生しいたけ	4枚（80g）
	サラダ油	大さじ1
	みりん	大さじ1
	塩	ミニスプーン1

作り方

1 ボールにaを入れて粘りが出るまで練って肉だねを作る。6等分にする。

2 しそは軸を除き、葉を裏側を上にして並べて1の肉だねをのせる。しそを二つ折りにして半円形くらいになるように成形する。しいたけは石づきを除き、半分に切る。

3 フライパンに油を入れて、2のつくねとしいたけを並べ入れる。ふたをして中火にかけ、3分ほど蒸し焼きにする。裏返してさらに2分ほど蒸し焼きにする。みりんと塩を加えて、照りが出るまでからめる。

組み合わせ例

例1 95ページ

副菜
きのこのおろしあえ
27kcal
食塩相当量
0.4g

合計 1食分／266kcal 食塩相当量 1.5g

例2 69ページ

副菜
焼きアスパラのめんつゆ漬け
29kcal
食塩相当量
0.8g

合計 1食分／268kcal 食塩相当量 1.9g

男の減塩ポイント

3 青じそでさわやかな香りをプラス

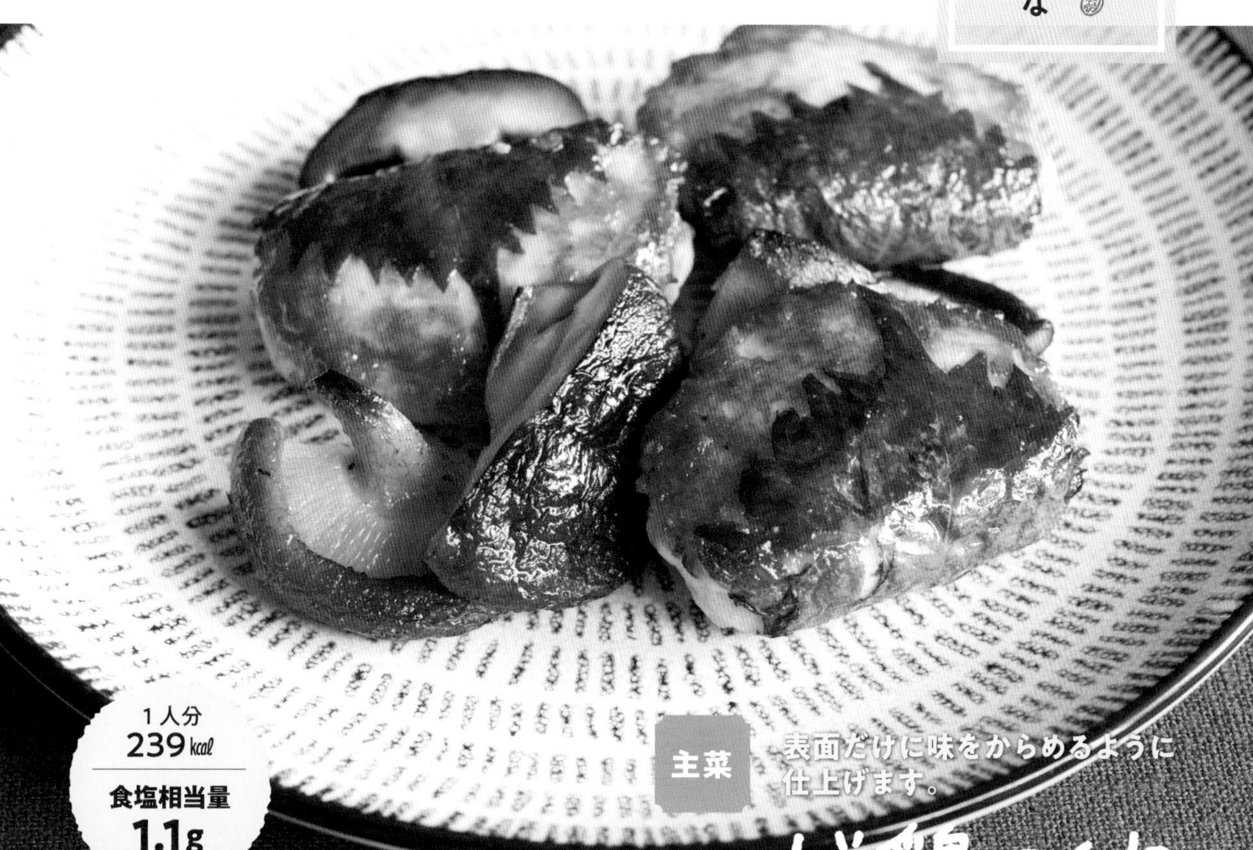

1人分
239kcal
食塩相当量
1.1g

主菜

表面だけに味をからめるように仕上げます。

しそ鶏つくね

主菜

サケとじゃが芋のペペロンチーノいため

下味と仕上げとで塩を効果的に使います。にんにくの香りが食欲をそそります。

1人分 301kcal 食塩相当量 1.1g

材料／2人分

- 生ザケ……2切れ（200g）
- 塩……ミニスプーン1
- 酒……小さじ1
- 小麦粉……小さじ2
- じゃが芋……2個（200g）
- オリーブ油……大さじ1/2
- a
  - にんにくオイル（p.11参照）……小さじ1
  - 赤とうがらし（二つに折り、種を除く）……2本
  - オリーブ油……大さじ1/2
  - 塩……ミニスプーン1

作り方

1. サケはそれぞれ4等分に切り、塩と酒をふってよくなじませ、小麦粉をまぶす。じゃが芋は皮つきのままよく洗い、1cm厚さの輪切りにする。水にさっと浸し、水けをきる。
2. フライパンにオリーブ油とじゃが芋を入れてふたをし、中火にかけて3分蒸し焼きにする。裏返してさらに2分蒸し焼きにする。1のサケを加えて2分蒸し焼きにして、裏返してさらに1分ほど蒸し焼きにする。
3. aを加えて、香りが立つまでいため合わせる。

男の減塩ポイント

1. 魚に下味をつける
2. 粉をまぶして味をまとわせる
3. にんにくの香りをきかせる

組み合わせ例

例1 105ページ
副菜 蒸しなすのピリ辛ポン酢あえ
51kcal 食塩相当量 0.6g
合計 1食分／352kcal 食塩相当量 1.7g

例2 56ページ
副菜 アボカドとゆで卵のサラダ
259kcal 食塩相当量 0.4g
合計 1食分／560kcal 食塩相当量 1.5g

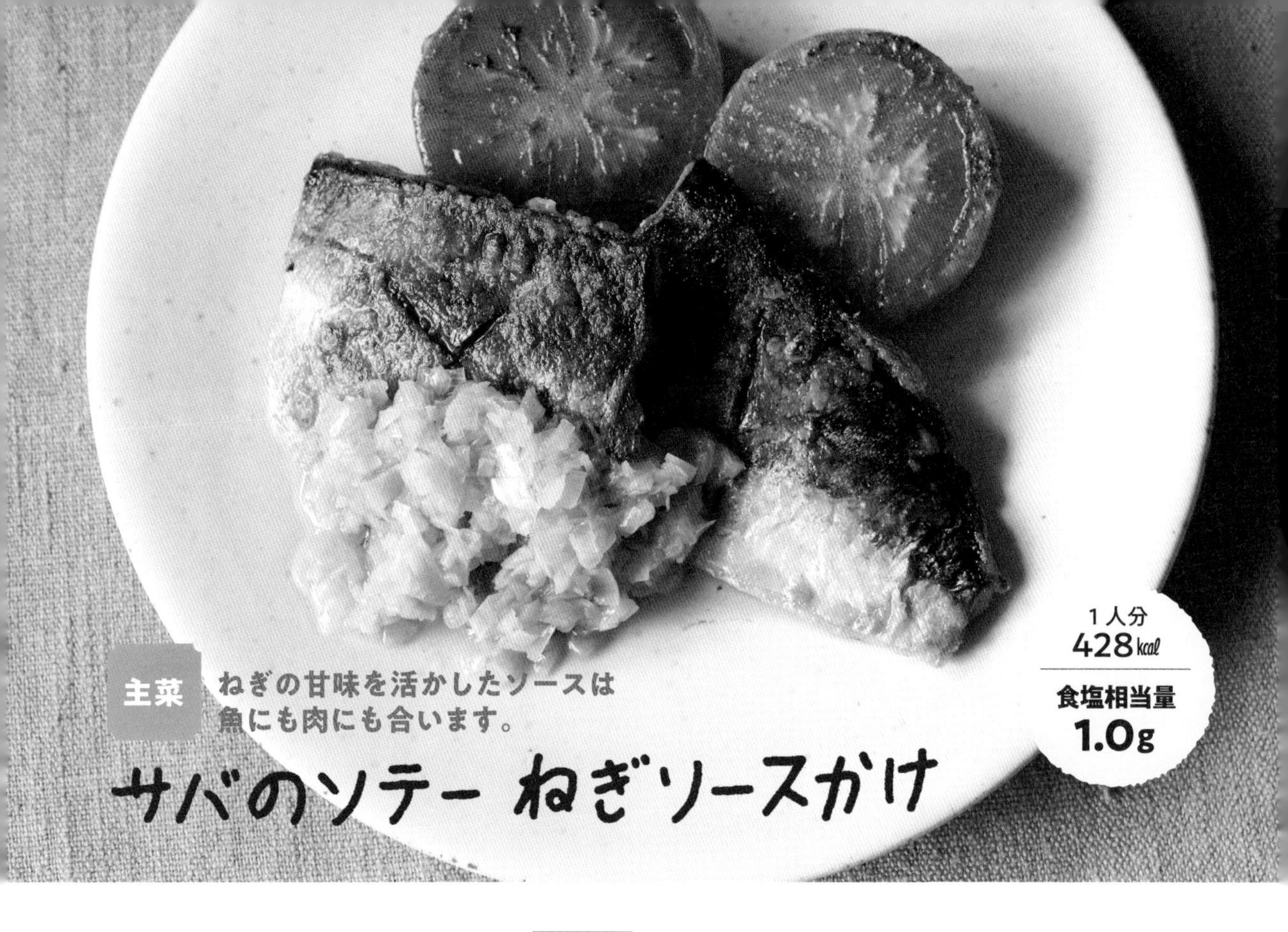

主菜 ねぎの甘味を活かしたソースは魚にも肉にも合います。

1人分 428kcal
食塩相当量 1.0g

サバのソテー ねぎソースかけ

材料／2人分

- サバ（三枚おろし）……半身2切れ（200g）
- 塩……ミニスプーン1/2
- 酒……小さじ1
- 小麦粉……大さじ1
- トマト……2個（200g）
- オリーブ油……大さじ1/2

ねぎソース
- ねぎ（みじん切り）……50g
- オリーブ油……大さじ1と1/2
- しょうがオイル（p.11参照）……小さじ1
- 酢……小さじ1
- 砂糖……小さじ1/2
- 塩……ミニスプーン1

作り方

1. サバは半身をそれぞれ2等分にし、皮目に十字に浅い切り込みを入れる。塩と酒をふってなじませ、小麦粉をまぶす。トマトはヘタを除き、横半分に切る。
2. 耐熱ボールにねぎソースの材料を入れてよく混ぜる。ラップをかけずに電子レンジで2分加熱する。
3. フライパンにオリーブ油を入れて、サバを皮目を下にして並べ入れる。あいたところにトマトを断面を下にして並べ入れる。中火にかけて2分ほど焼く。裏返してさらに2分焼いて火を通す。
4. 器に盛り合わせ、2のねぎソースをかける。

男の減塩ポイント

3 ねぎの香り、うま味を活かす

6 酢でこくをプラス

組み合わせ例

例1 81ページ

副菜
長芋のレンジ蒸し レモンオイスターソースかけ
71kcal
食塩相当量 0.3g

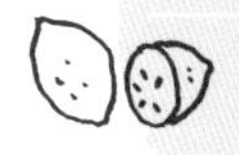

合計 1食分／499kcal 食塩相当量 1.3g

例2 59ページ

副菜
じゃが芋の鶏そぼろあんかけ
217kcal
食塩相当量 1.0g

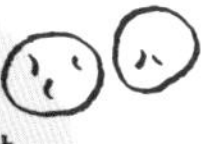

合計 1食分／645kcal 食塩相当量 2.0g

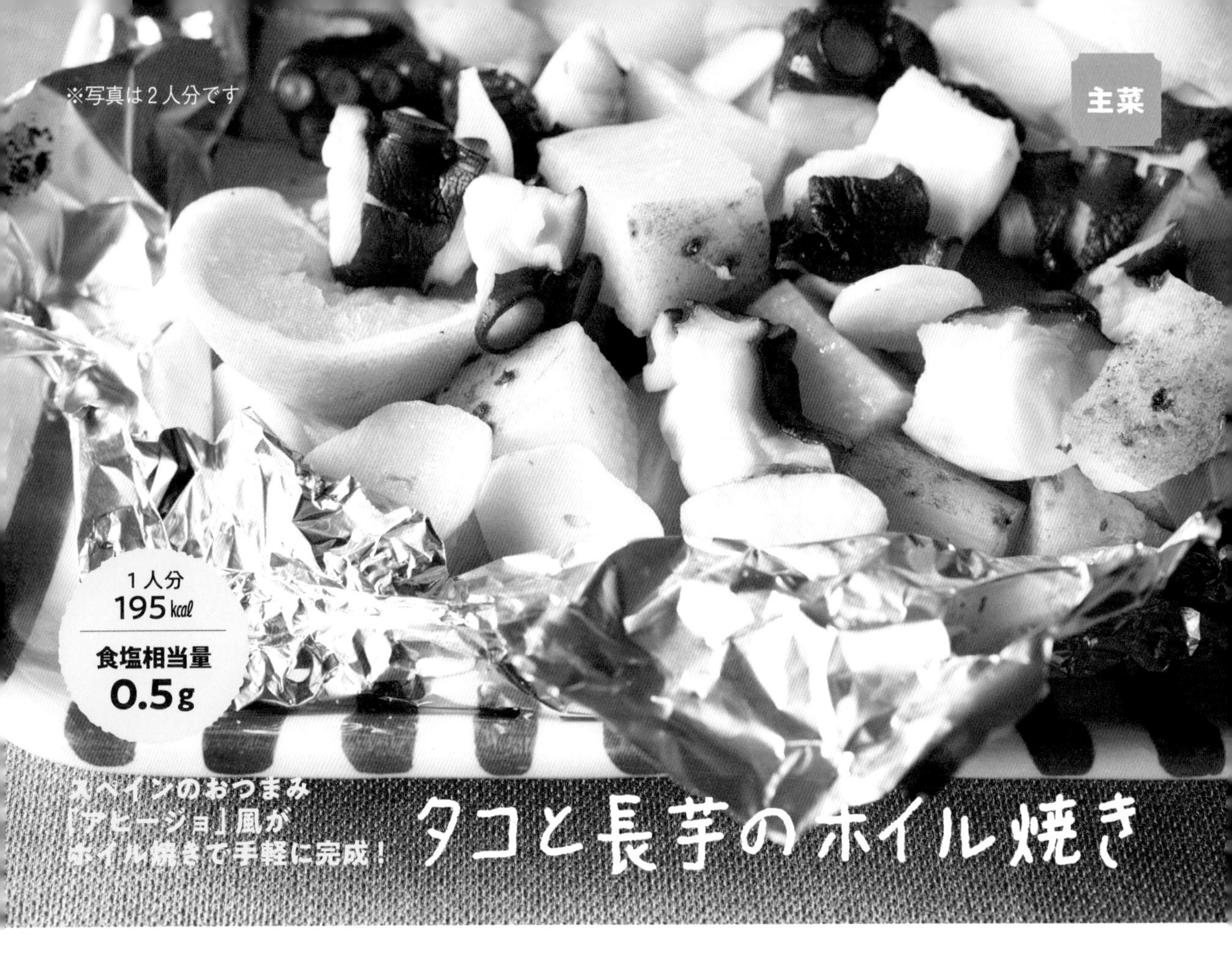

※写真は2人分です

主菜

1人分
195kcal
食塩相当量
0.5g

スペインのおつまみ
「アヒージョ」風が
ホイル焼きで手軽に完成！

タコと長芋のホイル焼き

組み合わせ例

例1 57ページ

副菜
オクラとなすのカレーいため

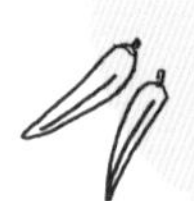

119kcal
食塩相当量
0.3g

合計 1食分／314kcal 食塩相当量 0.8g

例2 62ページ

汁物
油揚げとパプリカのみそ汁

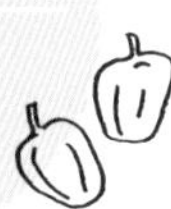

88kcal
食塩相当量
0.7g

合計 1食分／283kcal 食塩相当量 1.2g

材料／2人分

ゆでダコ……100g
長芋……200g
にんにく（薄切り）……1かけ分
a［オリーブ油・みりん……各大さじ1
レモン（くし形切り）……2切れ
塩……ミニスプーン1/2

作り方

1 タコは2cm角に切り、長芋は皮をむかずに2cm角に切る。耐熱皿に長芋を並べて、ふんわりとラップをかけて電子レンジ（600W）で3分加熱する。

2 30cm角のアルミ箔（はく）に長芋を並べ、その上にタコ、にんにくをのせる。aを順にまわしかけてアルミ箔で包む。オーブントースターの天板にのせ、15分ほど焼く。食べるときにレモンを搾り、塩をふる。

男の減塩ポイント

3 にんにくをきかせる

6 レモンで味にアクセントをつける

主菜&主食

ブロッコリーをやわらかくゆでてつぶすと
パスタにからんで、味も全体に行きわたります。

アサリとブロッコリーのスパゲティ

1人分
646kcal
食塩相当量
1.4g

材料／2人分

アサリ（砂抜きしたもの）……殻つきで150g
ブロッコリー……150g
ミニトマト……8個（80g）
a 玉ねぎ（みじん切り）……1/4個（50g）
a にんにく（みじん切り）……1かけ（10g）
a 赤とうがらし……1本
オリーブ油……大さじ5
白ワイン……大さじ3
スパゲティ（1.4mm）……乾160g
塩……ミニスプーン1と1/2

作り方

1 ブロッコリーは小房に分ける。赤とうがらしは種を除く。

2 なべにたっぷりの湯を沸かし、塩は加えずにブロッコリーを入れて10分ゆでてすくいあげる（ゆで湯は捨てない）。

3 2のゆで湯でスパゲティを袋の表示時間どおりにゆで（ゆで汁大さじ2を残す）、ざるにあげて湯をきる。

4 スパゲティをゆでている間にフライパンにオリーブ油大さじ3を中火で熱し、aを2分ほどいためて香りを出す。アサリと白ワインを加え、ふたをして2分ほど蒸し煮にする。2のゆで上がったブロッコリーを加えて木べらなどで軽くつぶす。ミニトマトを加えて皮が破けるまでいためる。

5 4に3のスパゲティ、スパゲティのゆで汁、残りのオリーブ油大さじ2、塩を加えていため合わせる。

男の減塩ポイント

3 にんにくをきかせる
5 オリーブ油で香り豊かに

組み合わせ例

例1 59ページ

副菜
キャベツとツナのしょうがオイルいため
96kcal
食塩相当量
0.3g

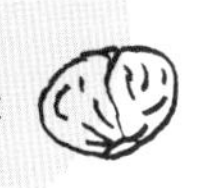

合計 1食分／742kcal 食塩相当量 1.7g

例2 61ページ

汁物
いため玉ねぎのスープ
59kcal
食塩相当量
0.3g

合計 1食分／705kcal 食塩相当量 1.7g

副菜

野菜たっぷりボリュームおかずで減塩

献立のサブとなるおかずが副菜です。
野菜やきのこ、海藻、芋が主材料で、
芋は1日100g、そのほかで1日350g食べてほしい食材です。
男性でもペロリと食べてくれる
たっぷりの野菜料理を紹介します。
もちろん、塩分控えめですが、
だからこそ素材の味を活かした満足感のある味わいです。

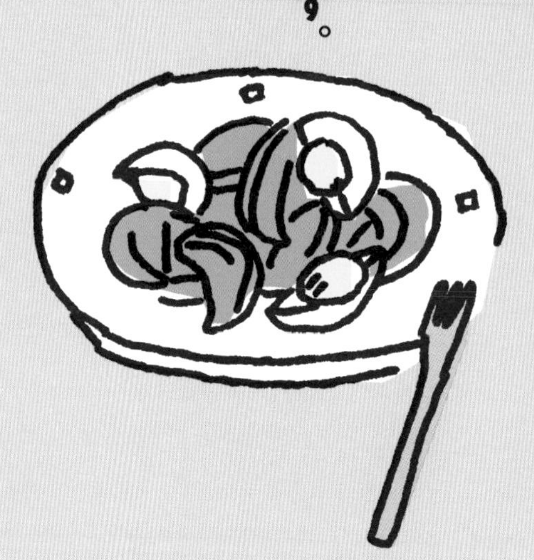

副菜 きゅうりのピリ辛あえ

ごま油としょうがの香りをつけて、
塩は食べる直前にふると味がぼやけません。

1人分
85kcal
食塩相当量
0.3g
組み合わせ例
76ページ
主菜
ブリのソテー
香味照り焼き
277kcal
食塩相当量
0.9g

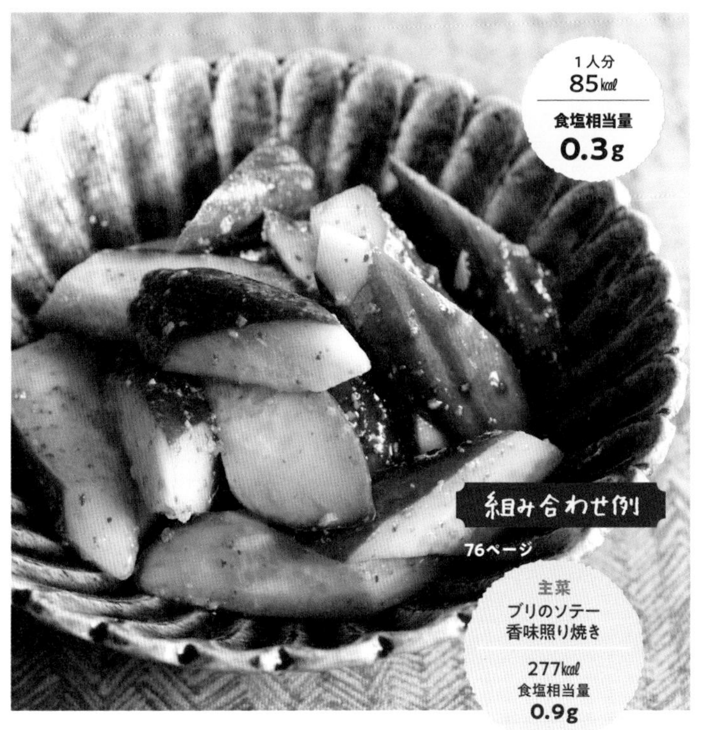

合計 1食分／362kcal
食塩相当量 1.2g

材料／2人分

- きゅうり……2本(200g)
- a ごま油……大さじ1
- a しょうがオイル(p.11参照)……小さじ1/2
- a 塩……ミニスプーン1/2
- a 一味とうがらし……適量
- 塩……1つまみ(0.2g程度)

作り方

1. きゅうりは長細い乱切りにしてボールに入れ、aの材料を加えて混ぜる。
2. 器に盛り、食べる直前に塩をふる。

男の減塩ポイント

3 しょうがの香りをきかせる

5 ごま油のこくと香りを活かす

副菜 レタスときゅうりのごまナムル

にんにくやごま油の香りが食欲をそそります。酢ですっきりとした味に。

材料／2人分

- レタス……100g
- きゅうり……1本(100g)
- a ごま油……大さじ1
- a 酢……大さじ1/2
- a 砂糖……小さじ1
- a にんにくオイル(p.11参照)……小さじ1/2
- a 塩……ミニスプーン1/2
- いり黒ごま……大さじ1と1/2

作り方

1. レタスは小さめの一口大にちぎる。きゅうりは縦半分に切り、さらに斜め薄切りにする。
2. ボールにaを混ぜ合わせ、1のレタスときゅうりを加えてあえたらごまを加え、レタスが少ししんなりするまでなじませる。

1人分
109kcal
食塩相当量
0.2g
組み合わせ例
46ページ
主菜
棒ギョーザ
441kcal
食塩相当量
1.5g

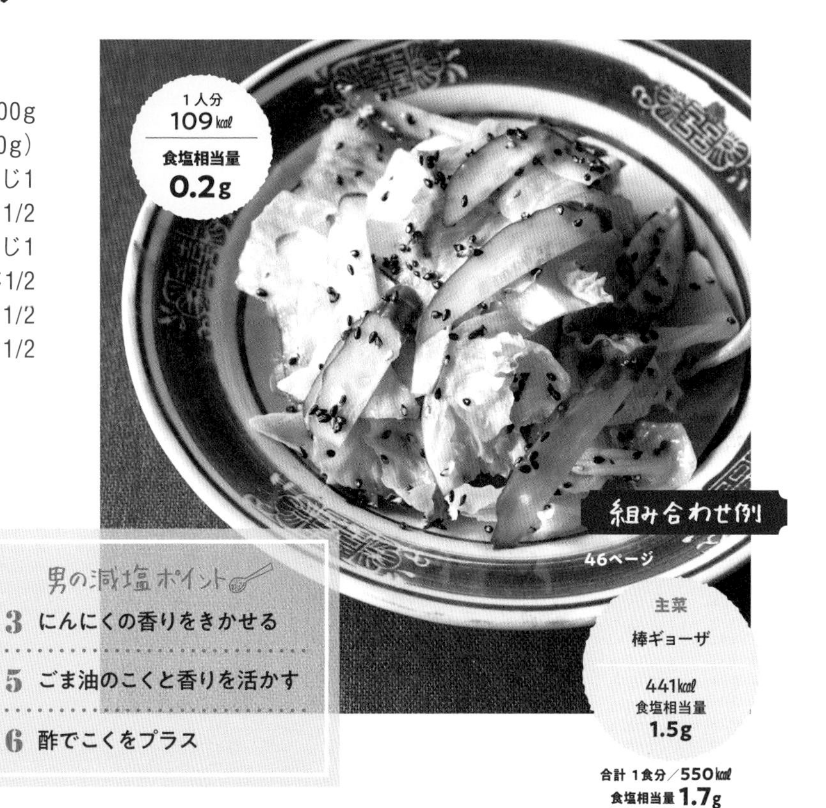

男の減塩ポイント

3 にんにくの香りをきかせる

5 ごま油のこくと香りを活かす

6 酢でこくをプラス

合計 1食分／550kcal
食塩相当量 1.7g

副菜 トマトみょうが冷ややっこ

みょうがの香りがアクセント。
一味とうがらしで味を引きしめます。

1人分
76kcal
食塩相当量
0.8g
組み合わせ例
37ページ
主菜&副菜
焼き肉
446kcal
食塩相当量
1.4g

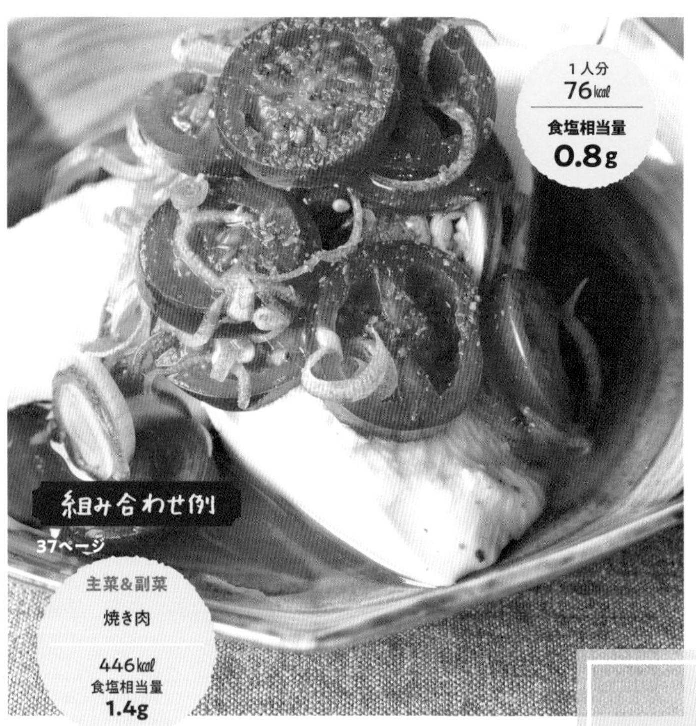

合計 1食分/522kcal
食塩相当量 2.2g

材料/2人分

- 絹ごし豆腐……2/3丁(200g)
- ミニトマト……10個(100g)
- みょうが……2個
- a ポン酢しょうゆ(市販品)……大さじ1
- a 塩……ミニスプーン1/2
- 一味とうがらし……適量

作り方

1. 豆腐はスプーンですくい、キッチンペーパーの上にのせて水けをきる。
2. ミニトマトはへたを除いて薄い輪切りに、みょうがは小口切りにし、aと合わせる。
3. 器に1の豆腐を盛り、2をのせ、一味とうがらしをふる。

男の減塩ポイント

3 みょうがの香り、一味とうがらしの辛味をきかせる

副菜 トマトのとろろこんぶ甘酢あえ

とろろこんぶは塩味とうま味を
同時に補える便利な食材。

材料/2人分

- トマト……200g
- とろろこんぶ……5g
- a しょうゆ・砂糖……各小さじ1
- a 酢……小さじ2
- a しょうがオイル(p.11参照)……小さじ1/2(3g)

作り方

1. トマトはへたを切り除き、乱切りにする。
2. ボールにaを混ぜ合わせ、1のトマトととろろこんぶを加えてあえる。

男の減塩ポイント

3 しょうがの香りをきかせる

6 酢ですっきりとした味に

1人分
45kcal
食塩相当量
0.6g
組み合わせ例
25ページ
主菜
麻婆豆腐
394kcal
食塩相当量
1.2g

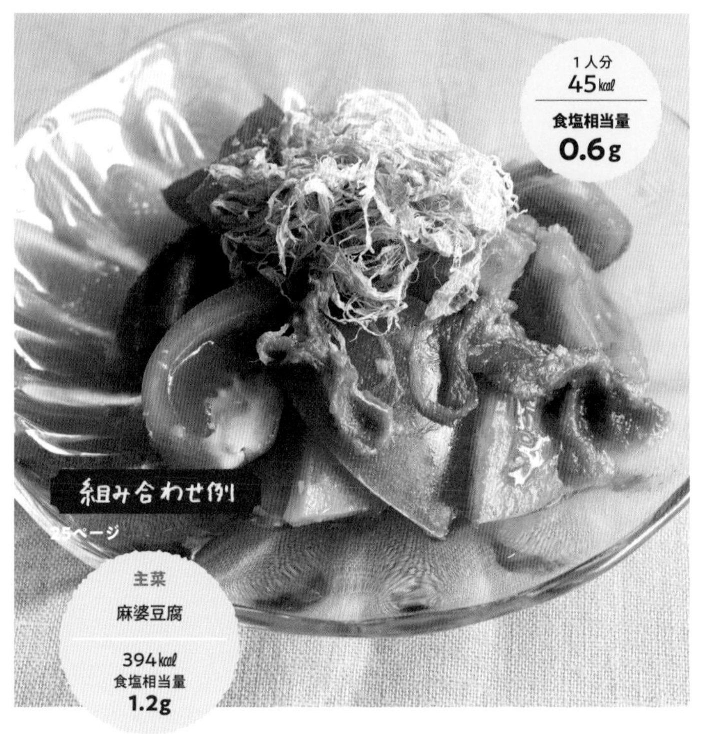

合計 1食分/439kcal
食塩相当量 1.8g

副菜 レンチン蒸しなすのわさびおろしあえ

少量のわさびで味にアクセントをつけて塩味を控えます。

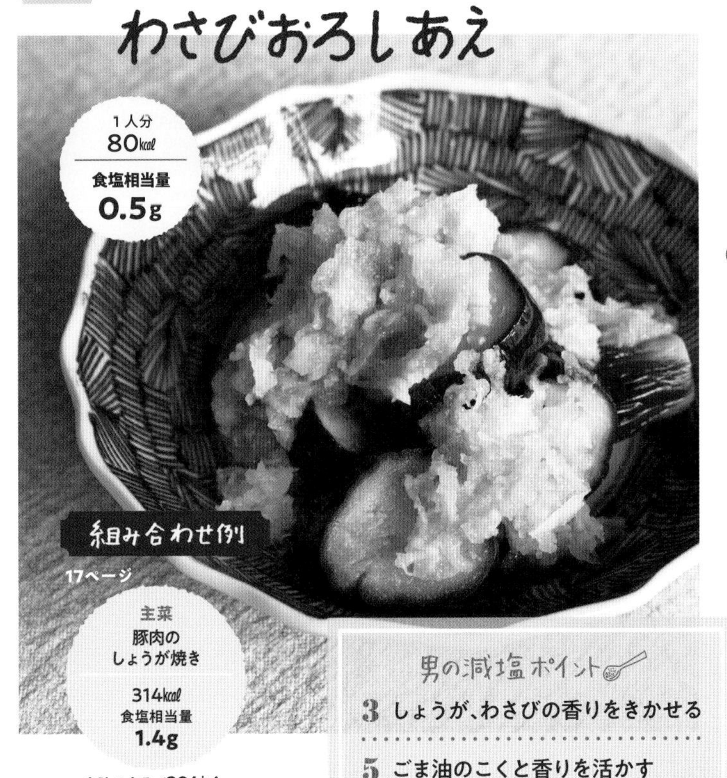

1人分 80kcal
食塩相当量 0.5g

組み合わせ例
17ページ
主菜 豚肉のしょうが焼き
314kcal
食塩相当量 1.4g

合計 1食分／394kcal
食塩相当量 1.9g

男の減塩ポイント
3 しょうが、わさびの香りをきかせる
5 ごま油のこくと香りを活かす

材料／2人分

- なす……小3本（200g）
- ごま油……小さじ2
- 大根……100g
- a
  - しょうゆ……小さじ1
  - しょうがオイル（p.11参照）……小さじ1/2
  - 練りわさび……2g

作り方

1. なすはへたを切り除き、ごま油をからめ、1本ずつラップで包む。電子レンジ（600W）で4分加熱し、水に浸してさます。
2. 大根は皮をむき、すりおろす。水けをよくしぼってボールに入れ、aを加えてあえる。
3. 1のなすを1cm厚さの輪切りにして、2のボールに加えてあえる。

副菜 タコと豆苗のしょうがじょうゆだれ

豆の甘味が感じられる豆苗を生で味わってみてください。

材料／2人分

- ゆでダコ……100g
- 豆苗……1/2袋（50g）
- しょうがじょうゆだれ
  - しょうが（すりおろし）……15g
  - ごま油……小さじ2
  - しょうゆ・酢……各小さじ1
  - 塩……ミニスプーン1/4

作り方

1. タコは薄いそぎ切りにする。豆苗は根元を除き、長さを半分に切る。
2. ボールにたれの材料を混ぜ合わせ、1のタコと豆苗を加えてあえる。

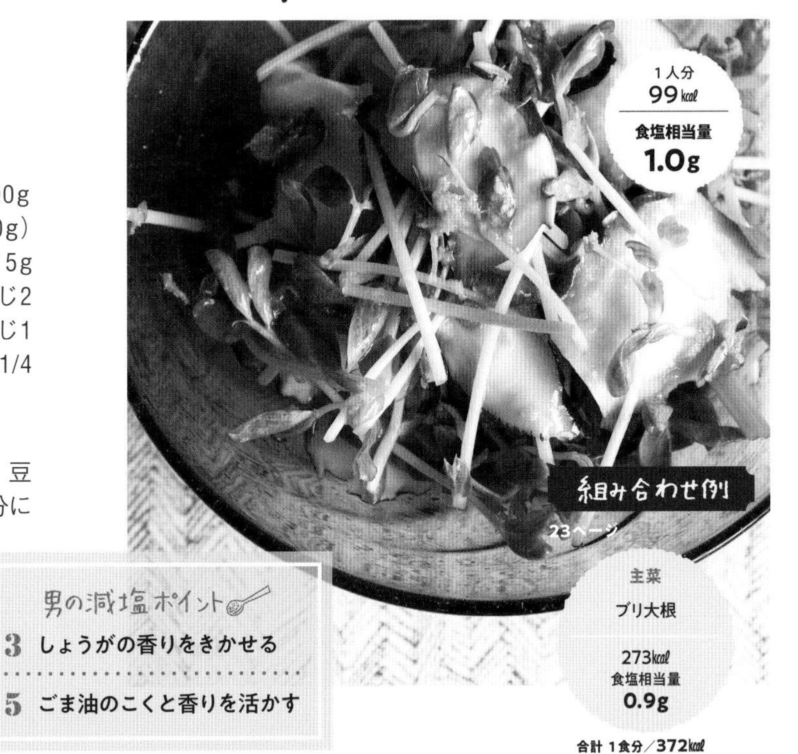

1人分 99kcal
食塩相当量 1.0g

組み合わせ例
23ページ
主菜 ブリ大根
273kcal
食塩相当量 0.9g

合計 1食分／372kcal
食塩相当量 1.9g

男の減塩ポイント
3 しょうがの香りをきかせる
5 ごま油のこくと香りを活かす

副菜 マカロニサラダ

練りがらしを少しきかせると塩分を控えても味が決まります。

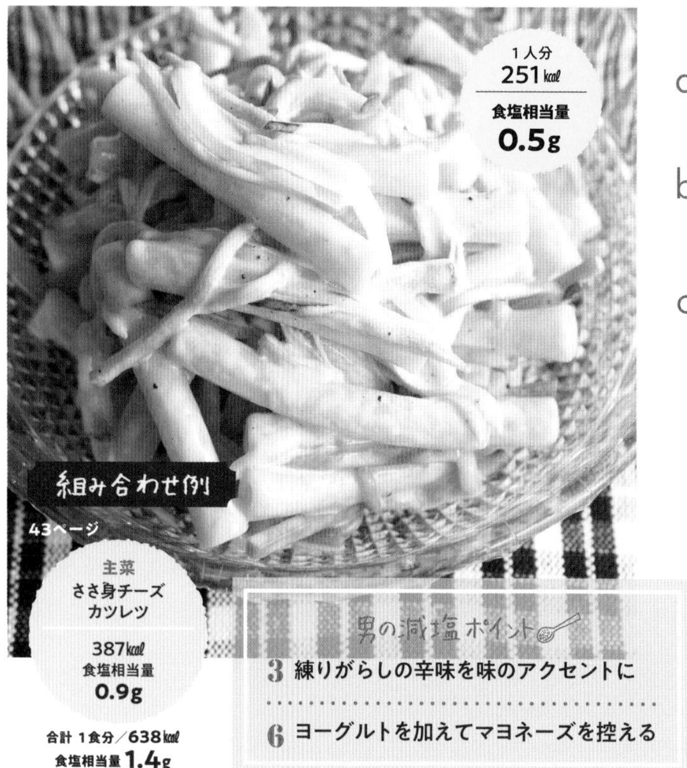

1人分 251kcal
食塩相当量 0.5g

組み合わせ例

43ページ

主菜 ささ身チーズカツレツ
387kcal 食塩相当量 0.9g

合計 1食分／638kcal
食塩相当量 1.4g

男の減塩ポイント

3 練りがらしの辛味を味のアクセントに

6 ヨーグルトを加えてマヨネーズを控える

材料／2人分

マカロニ……乾50g
玉ねぎ……1/4個（50g）
きゅうり……1/2本（50g）
にんじん……1/5本（40g）

a
- 砂糖……小さじ1/2
- 水……大さじ1

b
- サラダ油……大さじ1
- 酢・砂糖……各小さじ1
- 塩……ミニスプーン1/2
- こしょう……少量

c
- プレーンヨーグルト……大さじ2
- マヨネーズ……大さじ1と1/2
- 練りがらし……ミニスプーン1（1g）

作り方

1 玉ねぎは繊維に沿って薄切りに、きゅうりとにんじんはせん切りにする。ボールにきゅうりを入れ、aを加えて混ぜる。しんなりとなったらしっかり水けを絞る。

2 なべに湯を沸かし、マカロニを表示時間どおりにゆでる。ゆで上がり1分前に1のにんじんと玉ねぎをなべに加えてゆでる。ざるにあげ、ときどき返しながら2分ほどおいてあら熱をとる。

3 bは別のボールに入れてとろみがつくまで混ぜ合わせる。1のきゅうりと2を加えて混ぜ、cを加えてあえる。

副菜 アボカドとゆで卵のサラダ

トマトケチャップは、
うま味を手軽に足せる便利な調味料。

男の減塩ポイント

4 ケチャップでトマトのうま味をプラス

材料／2人分

アボカド……1個（140g）
ゆで卵……2個

a
- マヨネーズ……大さじ1
- トマトケチャップ・牛乳……各小さじ1

作り方

1 アボカドは半分に切って皮と種をとり除き、くし形に切る。ゆで卵は殻をむき、くし形に切る。

2 ボールにaを入れて混ぜ合わせる。

3 器に1を盛り合わせ、2をかける。

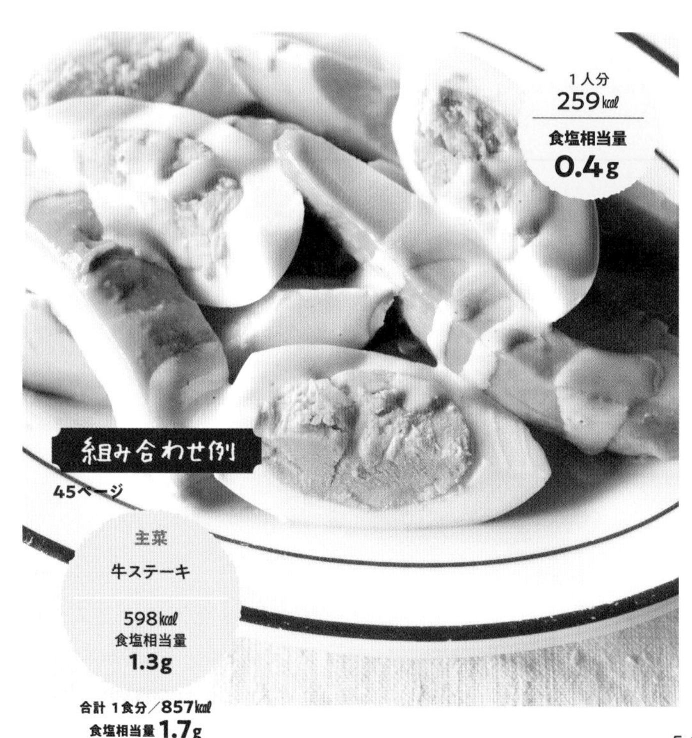

1人分 259kcal
食塩相当量 0.4g

組み合わせ例

45ページ

主菜 牛ステーキ
598kcal 食塩相当量 1.3g

合計 1食分／857kcal
食塩相当量 1.7g

副菜 れんこんのきんぴら

れんこんはできるだけ薄く切ると味がよくからみます。

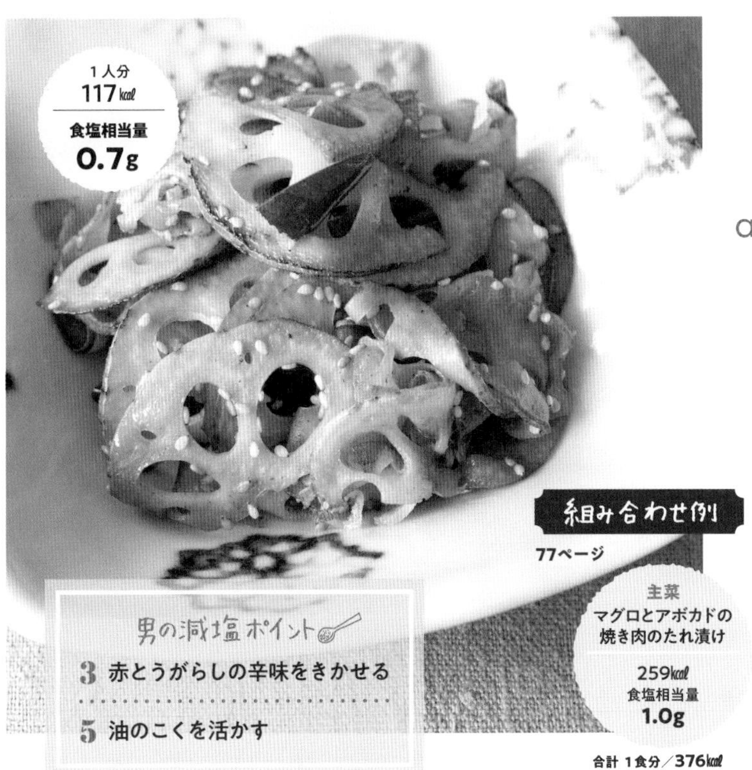

1人分 117kcal
食塩相当量 **0.7g**

組み合わせ例

77ページ

主菜 マグロとアボカドの焼き肉のたれ漬け
259kcal
食塩相当量 1.0g

合計 1食分／376kcal
食塩相当量 1.7g

男の減塩ポイント

3 赤とうがらしの辛味をきかせる

5 油のこくを活かす

材料／2人分

れんこん……200g
赤とうがらし……1本
サラダ油……大さじ1/2
a 砂糖……大さじ1/2
a しょうゆ……小さじ1
a 塩……ミニスプーン1/2
いり白ごま……大さじ1/2

作り方

1 れんこんは皮つきのまま薄い半月切りにし、水にさっとさらして水けをきる。赤とうがらしは半分にちぎり、種を除く。

2 フライパンに油を熱し、1のれんこんを広げ入れて強めの中火で3分焼きつける。裏返して2分焼きつけ、aと赤とうがらしを加えてさらに1分ほどいためる。ごまを加えて香ばしくなるまでいためる。

副菜 オクラとなすのカレーいため

季節の野菜で即一品。カレーの香りがうす味を感じさせません。

材料／2人分

オクラ……8本（100g）
なす……小2本（150g）
オリーブ油……大さじ1と1/2
a にんにく（すりおろし）……少量（1g）
a カレー粉……小さじ1
a 塩……ミニスプーン1/2

作り方

1 オクラはがくの部分をぐるりとむき、縦半分に切る。なすはへたを切り除いて1.5cm厚さの輪切りにする。

2 フライパンに1のオクラとなすを入れ、オリーブ油を全体にからめる。中火にかけてふたをし、3分ほど蒸し焼きにする。裏返してさらに2分蒸し焼きにしたら、aを順に加え、香りが立つまでいため合わせる。

男の減塩ポイント

3 カレー粉やにんにくの香りと風味をきかせる

5 オリーブ油のこくを活かす

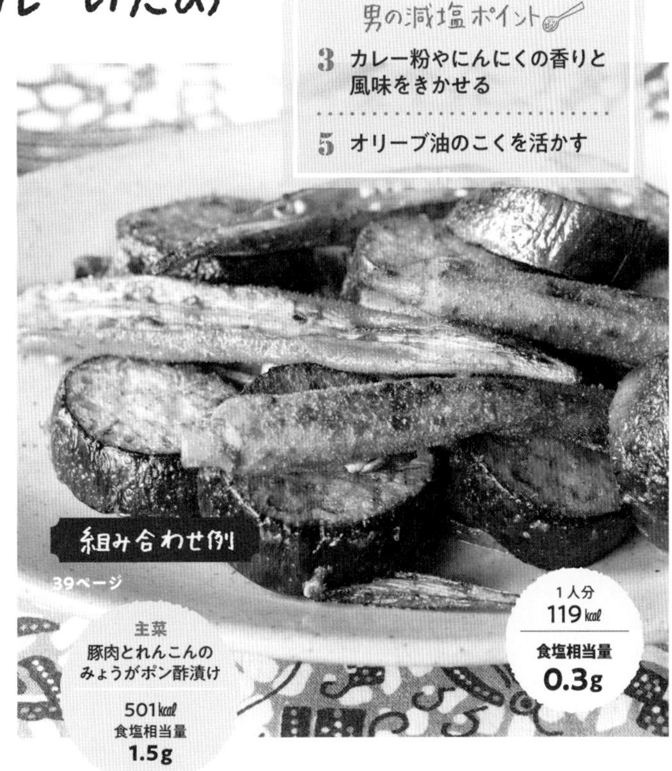

組み合わせ例

39ページ

主菜 豚肉とれんこんのみょうがポン酢漬け
501kcal
食塩相当量 1.5g

合計 1食分／620kcal
食塩相当量 1.8g

1人分 119kcal
食塩相当量 **0.3g**

副菜 えのきとしめじの青のりバター塩焼き

バターとのりで味わい豊かに。きのこのうま味も堪能できます。

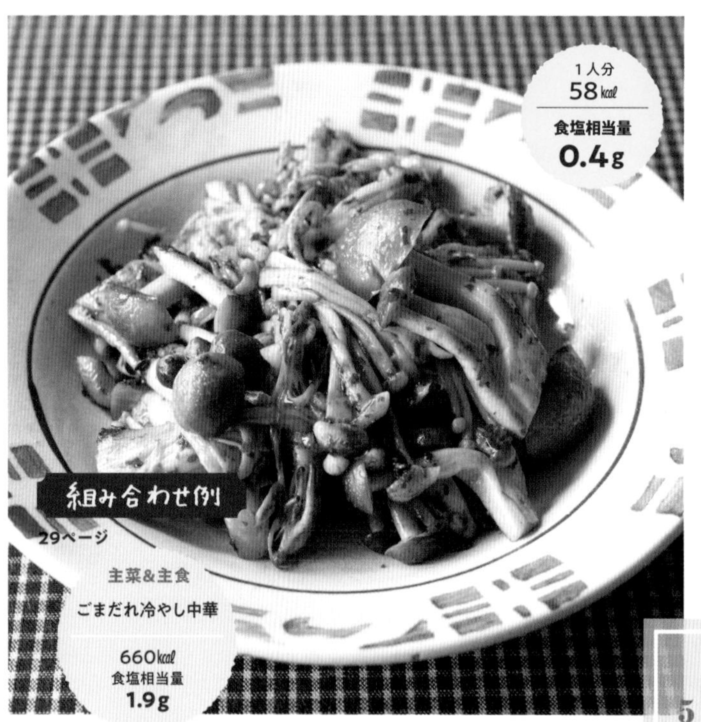

1人分 58kcal
食塩相当量 0.4g

組み合わせ例
29ページ
主菜&主食
ごまだれ冷やし中華
660kcal
食塩相当量 1.9g

合計 1食分／718kcal
食塩相当量 2.3g

材料／2人分

えのきたけ……小1袋(100g)
しめじ類……1パック(100g)
バター(食塩使用)……10g
青のり……小さじ1/2
塩……ミニスプーン1/2

作り方

1 えのきとしめじは石づきを切り除いてほぐす。

2 フライパンに油をひかずに1のきのこを入れて、中火にかける。ときどきフライ返しで押さえながら3分ほど焼き、返してさらに3分焼く。

3 バターと青のりを加え、香りが出てきたら塩を加えて全体を混ぜ合わせる。

男の減塩ポイント
5 バターでこくと塩味を同時にプラス

副菜 豆苗とピーマンのおかかにんにくいため

削りガツオ、ごま油、にんにくオイルのうま味のコラボで減塩します。

材料／2人分

豆苗……1パック(130g)
ピーマン……3個(100g)
a ごま油……小さじ2
a にんにくオイル(p.11参照)……小さじ1
a 塩……ミニスプーン1/2
酒……大さじ2
削りガツオ……2g

男の減塩ポイント
3 にんにくの香りをきかせる
4 削り節でうま味をプラス
5 ごま油のこくと香りを活かす

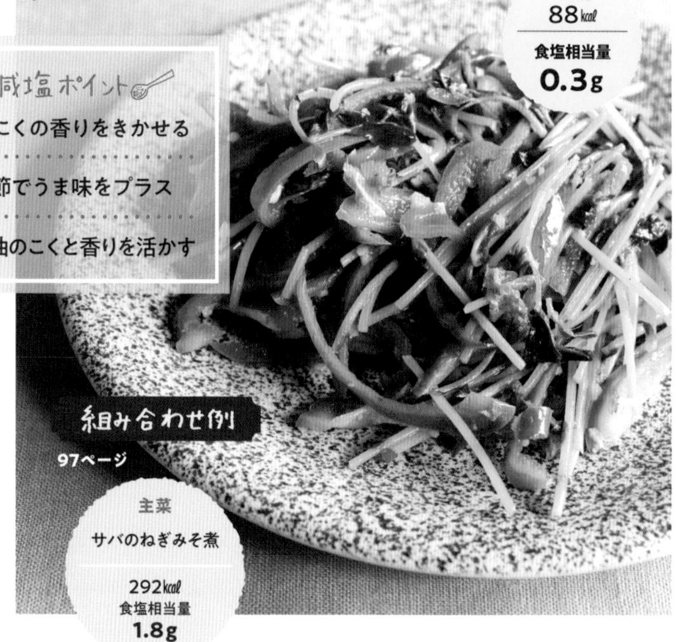

1人分 88kcal
食塩相当量 0.3g

組み合わせ例
97ページ
主菜
サバのねぎみそ煮
292kcal
食塩相当量 1.8g

合計 1食分／380kcal
食塩相当量 2.1g

作り方

1 豆苗は根元を切り除き、長さを半分に切る。ピーマンは縦半分に切ってへたと種を除き、繊維に沿って細切りにする。

2 フライパンにaを入れて中火にかけ、香りが立ったら1の豆苗とピーマンを加えて1分ほどいためる。酒と削りガツオを加えて、30秒ほどいためる。

副菜

じゃが芋の鶏そぼろあんかけ

最後にのせるしょうがが味のアクセントになります。

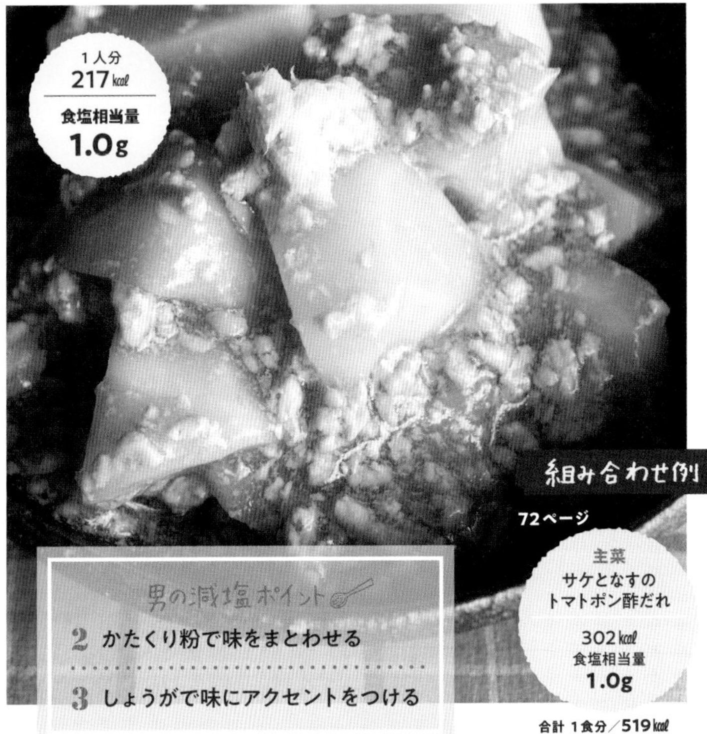

1人分 217kcal
食塩相当量 1.0g

男の減塩ポイント
2 かたくり粉で味をまとわせる
3 しょうがで味にアクセントをつける

組み合わせ例
72ページ
主菜 サケとなすのトマトポン酢だれ
302kcal 食塩相当量 1.0g

合計 1食分／519kcal 食塩相当量 2.0g

材料／2人分

- じゃが芋……3個（300g）
- a
  - 鶏胸ひき肉……100g
  - だし……1/2カップ
  - みりん・酒……各大さじ2
  - かたくり粉……大さじ1
  - 水……大さじ2
- しょうゆ……大さじ1/2
- 塩……ミニスプーン1/2
- しょうが（すりおろし）……1かけ分

作り方

1 なべにひき肉、だし、みりん、酒を入れて混ぜ、中火にかける。煮たってきたらひき肉をほぐし、アクをとり除き、そのまま2分ほど煮る。

2 aを混ぜ合わせ、ゆっくりとまわし入れて全体を混ぜる。ふつふつとしてとろみがついたら、しょうゆと塩で味をととのえる。

3 じゃが芋は皮をむき、一口大の乱切りにする。耐熱皿に並べ、ふんわりとラップをかけて電子レンジ（600W）で4～5分加熱する。じゃが芋に火が通ったら器に盛り、2をかけて、しょうがをのせる。

副菜

キャベツとツナのしょうがオイルいため

ツナ缶のオイルでいためるとうま味たっぷりに仕上がります。

材料／2人分

- キャベツ……200g
- ツナ油漬け缶詰め……1缶（60g）
- しょうがオイル（p.11参照）……小さじ2
- マヨネーズ……大さじ1/2

作り方

1 キャベツは2cm角に切る。

2 フライパンにキャベツとツナを缶汁ごと入れ、しょうがオイルをかけてふたをする。中火にかけて5分ほど蒸し焼きにする。ふたをとり、弱めの中火にしてキャベツに焼き色がついてきたら、全体を混ぜて火を消す。

3 あら熱がとれたら器に盛り、マヨネーズをかける。

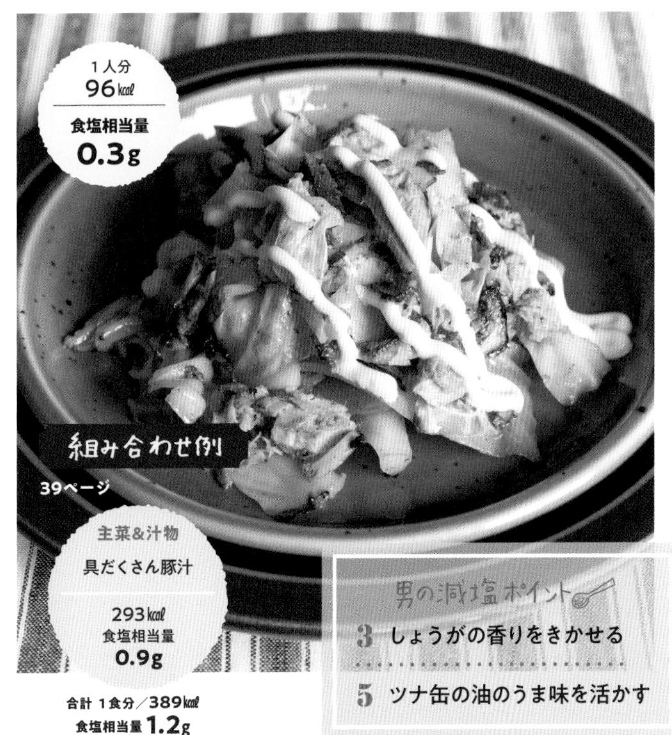

1人分 96kcal
食塩相当量 0.3g

組み合わせ例
39ページ
主菜&汁物 具だくさん豚汁
293kcal 食塩相当量 0.9g

合計 1食分／389kcal 食塩相当量 1.2g

男の減塩ポイント
3 しょうがの香りをきかせる
5 ツナ缶の油のうま味を活かす

汁物

具だくさんにして〝食べる汁物〟にする

汁物は大幅な減塩はしにくい料理です。
塩分制限がある人には、1日に1品にするのがよいとされます。
具だくさんにして汁（スープ）を少なめにするのが
汁物の減塩の基本です。
これは汁にできるだけしっかりと味をつけるためです。
また、具だくさんの汁物は、〝飲む〟というより
〝食べる〟おかずとして副菜と同様にサブのおかずと考えましょう。

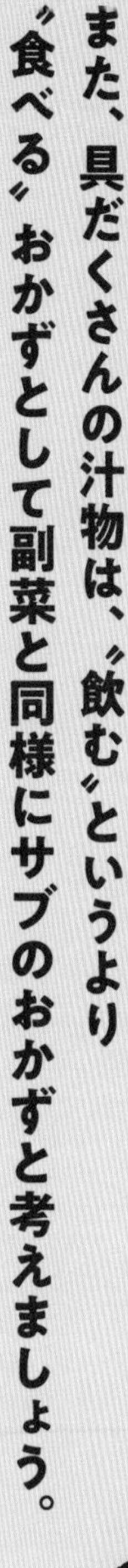

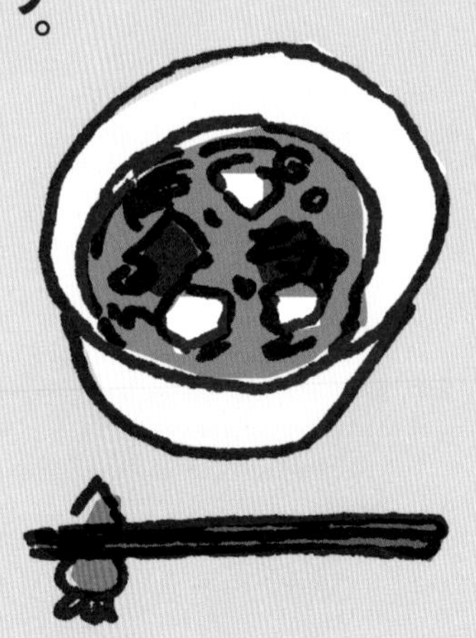

汁物 キャベツとにんじんの野菜スープ

食塩不使用の野菜ジュースをだし代わりに使うと便利です。

組み合わせ例
21ページ
主菜
サーモンフライ
タルタルソース
445kcal
食塩相当量
1.5g
1人分
49kcal
食塩相当量
0.3g

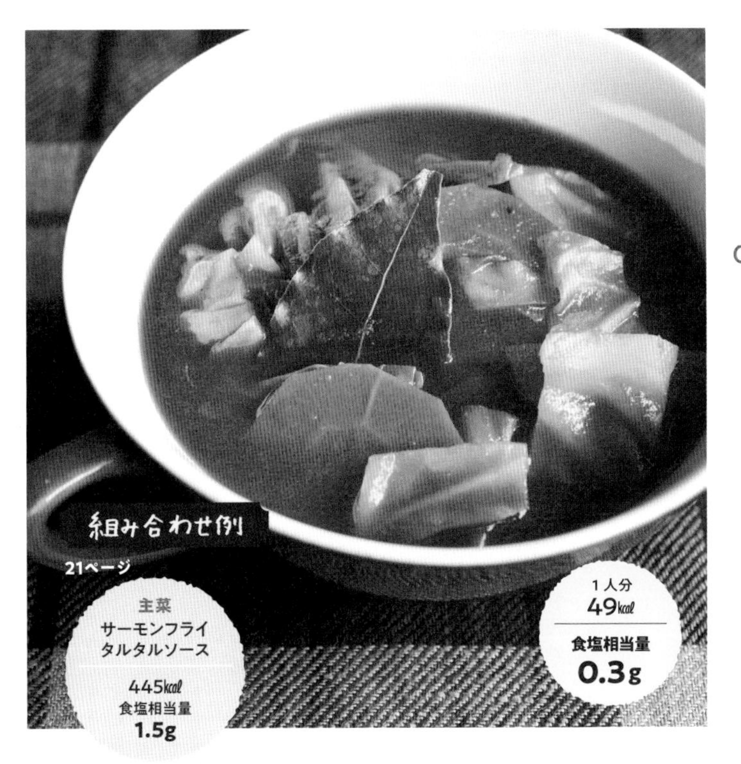

合計 1食分／494kcal
食塩相当量 1.8g

材料／2人分

キャベツ……100g
にんじん……50g
a
野菜ジュース（食塩不使用）……1と1/4カップ
水……1/4カップ
洋風スープのもと……小さじ1/2（1.5g）
酒……大さじ1
ロリエ……1枚
こしょう……少量

作り方

1 キャベツは2cm角に切る。にんじんは皮をむき、薄い半月切りにする。

2 なべにaと1のキャベツとにんじんを入れて10分ほど煮る。こしょうを加えてひと煮立ちさせる。

男の減塩ポイント
4 野菜ジュースのうま味を活かす

汁物 いため玉ねぎのスープ

玉ねぎをしっかりいためて甘味を引き出すと味わい豊かに。

材料／2人分

玉ねぎ……1/2個（100g）
オリーブ油……小さじ2
a
水……1と1/4カップ
洋風スープのもと……小さじ1/2（1.5g）
酒……大さじ1
ロリエ……1枚
こしょう……少量

作り方

1 玉ねぎは繊維と垂直になるように薄切りにする。

2 小さなフライパンに玉ねぎとオリーブ油を入れて弱めの中火にかけ、5分ほどいためる。きつね色になってきたらaを加えて5分ほど煮る。こしょうを加えてひと煮立ちさせる。

1人分
59kcal
食塩相当量
0.3g
組み合わせ例
45ページ
主菜
牛ステーキ
598kcal
食塩相当量
1.3g

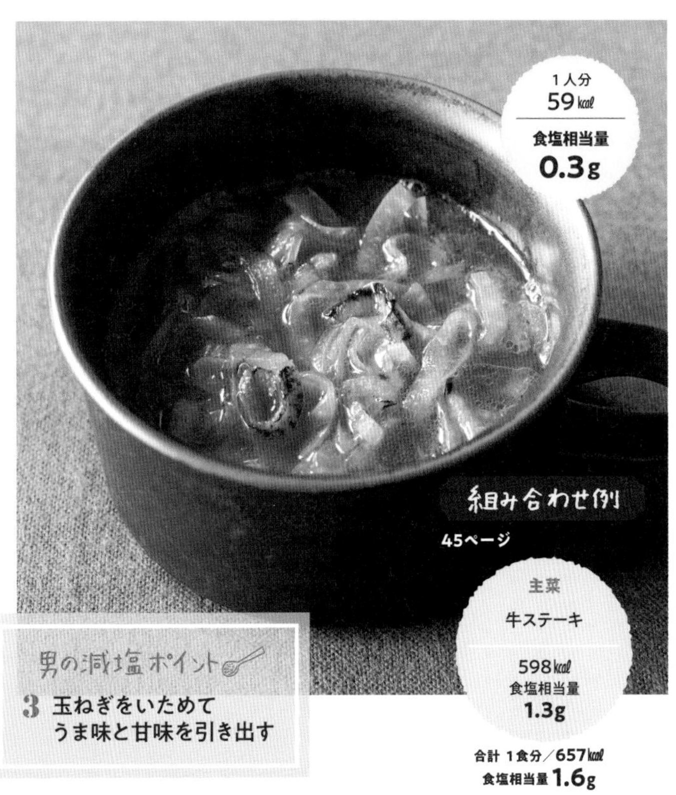

男の減塩ポイント
3 玉ねぎをいためて
うま味と甘味を引き出す

合計 1食分／657kcal
食塩相当量 1.6g

汁物 刻みオクラとのりのみそ汁

刻んだオクラと焼きのりで汁にとろみをつけて味を感じやすくします。

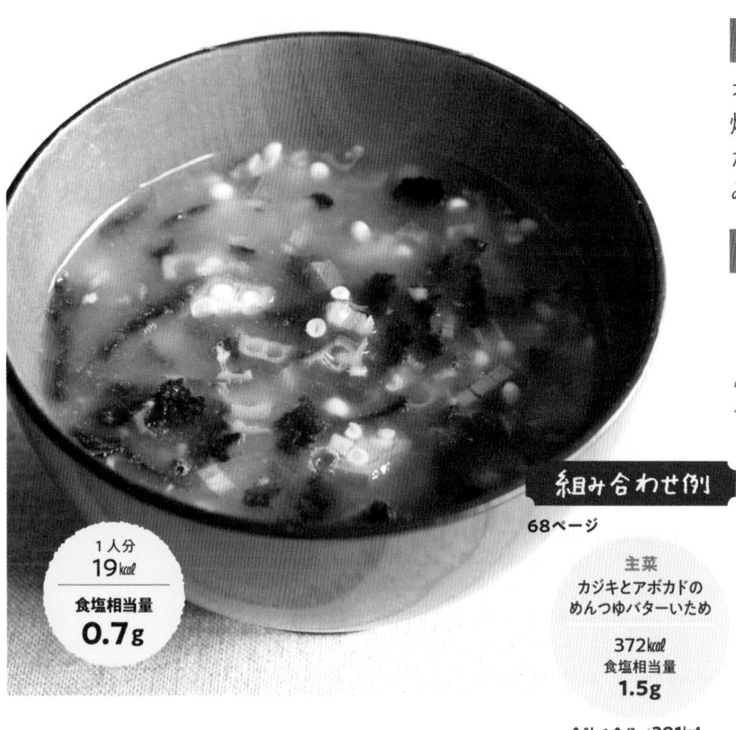

1人分 19kcal
食塩相当量 0.7g

組み合わせ例

68ページ

主菜
カジキとアボカドのめんつゆバターいため
372kcal
食塩相当量 1.5g

合計 1食分／391kcal
食塩相当量 2.2g

材料／2人分

オクラ……5本（50g）
焼きのり……全型1枚
だし……1と1/4カップ
みそ……小さじ1と1/2

作り方

1 オクラはがくを切り除き、あらいみじん切りにする。

2 なべにオクラとだしを入れて中火にかけ、3分ほど煮る。みそをとき入れ、仕上げにのりをちぎり入れて軽く混ぜる。

男の減塩ポイント

4 だしをきかせる

汁物 油揚げとパプリカのみそ汁

男の減塩ポイント

3 粉ざんしょうで香り豊かに

4 だしをきかせる

パプリカの甘味がみそとよく合います。粉ざんしょうの香りもさわやかです。

材料／2人分

油揚げ……1/2枚（30g）
黄パプリカ……1/2個（100g）
だし……1と1/4カップ
みそ……小さじ1と1/2
粉ざんしょう……少々

作り方

1 油揚げは縦半分に切り、端から薄切りにする。パプリカは繊維に垂直になるように薄切りにする。

2 なべに1の油揚げとパプリカとだしを入れて中火にかけ、5分ほど煮る。みそをとき入れ、ひと煮立ちさせる。

3 器に盛り、粉ざんしょうをふる。

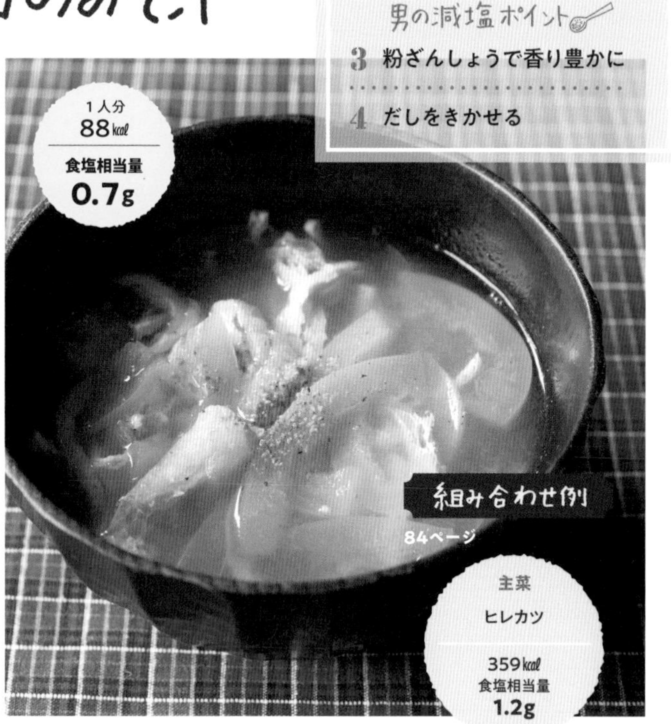

1人分 88kcal
食塩相当量 0.7g

組み合わせ例

84ページ

主菜
ヒレカツ
359kcal
食塩相当量 1.2g

合計 1食分／447kcal
食塩相当量 1.9g

汁物 じゃが芋とわかめのごまみそ汁

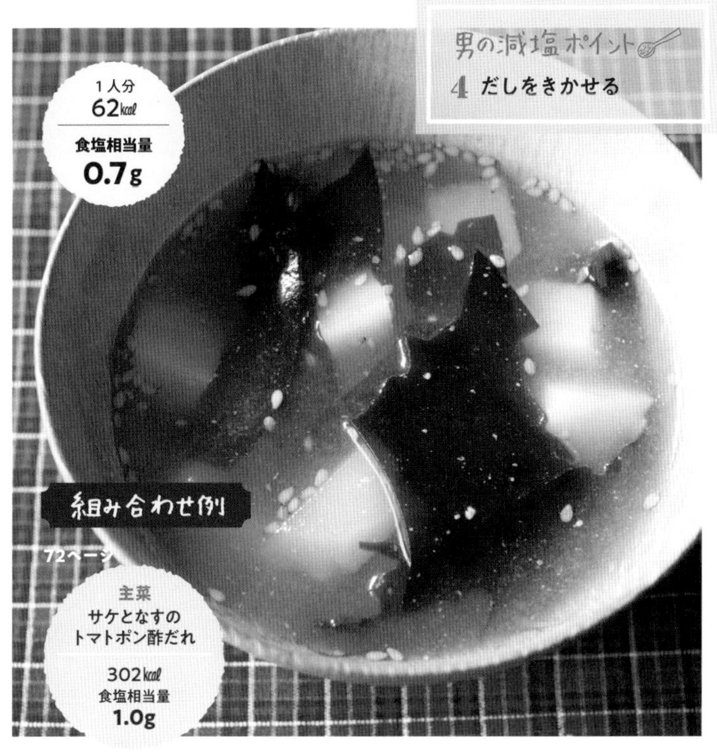

1人分 62kcal
食塩相当量 0.7g

組み合わせ例
72ページ
主菜 サケとなすのトマトポン酢だれ
302kcal 食塩相当量 1.0g

合計 1食分／364kcal
食塩相当量 1.7g

男の減塩ポイント
4 だしをきかせる

すりごまを加えるとこくがアップしみその量を控えやすくなります。

材料／2人分

じゃが芋……1個（100g）
乾燥わかめ……1g
だし……1と1/4カップ
水……1/4カップ
みそ……小さじ1と1/2
白すりごま……小さじ2

作り方

1. じゃが芋は皮をむき、1cm角に切る。さっと洗って水けをきる。乾燥わかめは水に浸してもどし、水けを絞る。
2. なべに1のじゃが芋とだし、分量の水を加えて中火にかけ、5～8分、じゃが芋に火が通るまで煮る。
3. 1のわかめを加え、みそをとき入れてひと煮立ちさせる。火を消し、すりごまを加えて器に盛る。

汁物 なめことねぎのすまし汁

男の減塩ポイント
3 香味野菜（ねぎ）を活用する
4 だしをきかせる

なめこのとろみが舌ざわりをよくし、味を感じやすくします。

材料／2人分

なめこ……100g
ねぎ……小1本（80g）
だし……1と1/4カップ
しょうゆ……小さじ1
塩……ミニスプーン1
あらびき黒こしょう……少々

作り方

1. なめこはさっと洗う。ねぎは斜め薄切りにする。
2. なべにだしとなめことねぎを入れて中火にかけ、5分ほど煮る。しょうゆと塩を加えてひと煮立ちさせる。
3. 器に盛り、こしょうをふる。

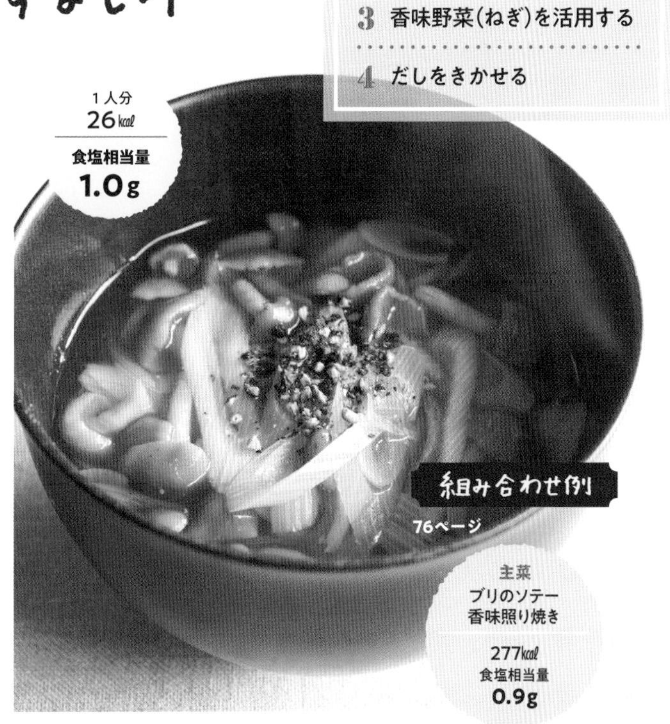

1人分 26kcal
食塩相当量 1.0g

組み合わせ例
76ページ
主菜 ブリのソテー 香味照り焼き
277kcal 食塩相当量 0.9g

合計 1食分／303kcal
食塩相当量 1.9g

汁物 サクラエビとにらの中国風スープ

1人分
13kcal
食塩相当量
0.7g
組み合わせ例
80ページ
主菜
チンジャオロースー風
508kcal
食塩相当量
1.2g

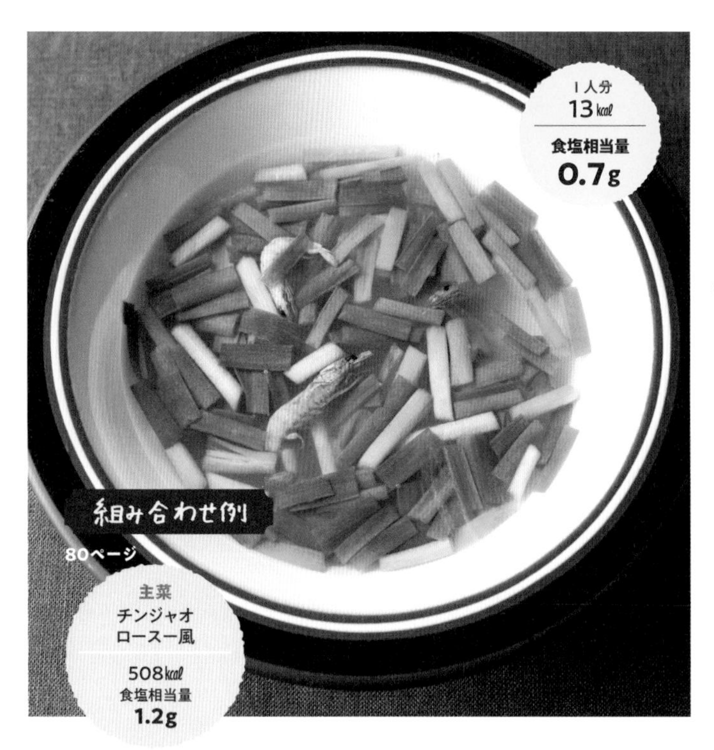

合計 1食分／521kcal
食塩相当量 1.9g

サクラエビからうま味と香りが出てスープの味をよくします。

材料／2人分

- サクラエビ……大さじ1（3g）
- にら……5本（40g）
- a 水……1と1/4カップ
- a 酒……大さじ1
- a 鶏がらスープのもと……小さじ1（2.5g）

作り方

1. にらは2cm長さに切る。
2. なべにaとサクラエビを入れて5分ほど煮る。
3. にらを入れてさっと煮て火を消す。

男の減塩ポイント

4 サクラエビの香りとうま味を活かす

汁物 えのきとしいたけのサンラータン風

男の減塩ポイント

4 きのこ類のうま味を活かす

6 酢でこくをプラス

酢を加えて煮ると酸味はとび、こくが加わります。

材料／2人分

- えのきたけ……100g
- しいたけ……2枚（40g）
- a 水……1と 1/4カップ
- a 酒・酢……各大さじ1
- a 鶏がらスープのもと……小さじ1（3g）
- こしょう・ラー油……各適量

作り方

1. えのきは石づきを切り除き、長さを3等分に切る。しいたけは石づきを切り除き、軸と笠に分けてそれぞれ薄切りにする。
2. なべにaと1のきのこを入れて中火にかけ、8分ほど煮る。
3. 器に盛り、こしょうをふり、辣油を垂らす。

組み合わせ例
40ページ
主菜
豚キムチ
269kcal
食塩相当量
1.4g
1人分
31kcal
食塩相当量
0.7g

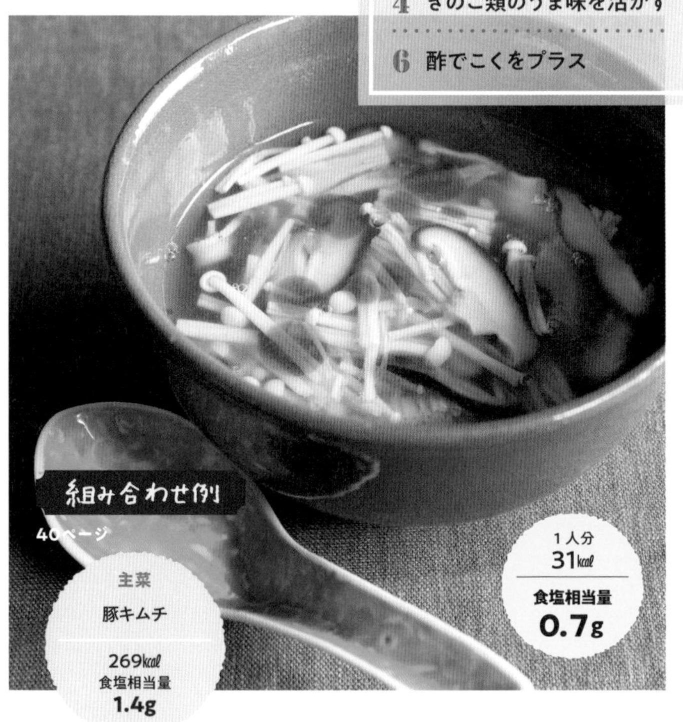

合計 1食分／300kcal
食塩相当量 2.1g

自家製減塩調味料

市販の調味料を自分で減塩調味料に変身させる

普段使っている調味料を、味わいをできるだけ残した減塩調味料にして使ってみましょう。使う前から減塩しているので、料理にはいつもの感覚で使えます。1度に½カップ（100㎖）程度まとめ作りしておくと、使い切りやすくて便利です。

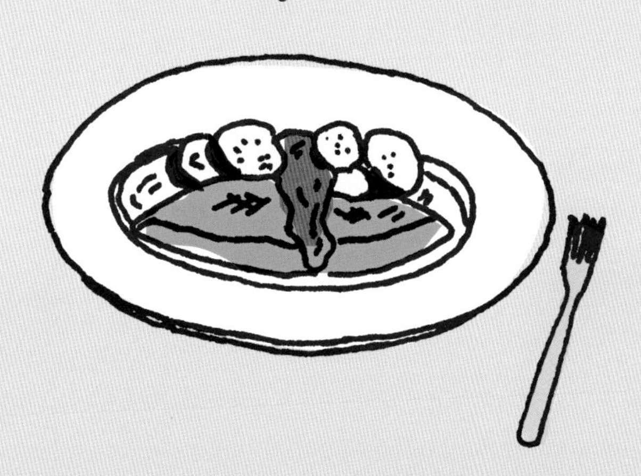

自家製減塩調味料 めんつゆ

めんつゆは、しょうゆよりうま味や風味があるので、和風のおかずを作るときに使い勝手のよい調味料ですが、ついつい使い過ぎる心配もあります。そこで、だしで割ってうま味を補った、自家製減塩めんつゆを紹介します。量を計ることは忘れずに、いためもの、煮ものの味つけにご活用ください。

市販のめんつゆ 1/4カップ ＋ だし 1/4カップ

自家製減塩めんつゆ

冷蔵庫で2週間保存可能

全量 1/2カップ（100mL）

60kcal 食塩相当量 6.0g

市販のめんつゆ		自家製減塩めんつゆ
食塩相当量 大さじ1 1.6g	Down	食塩相当量 大さじ1 0.9g

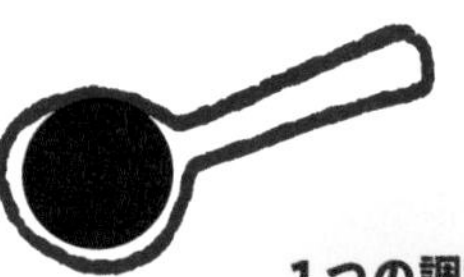

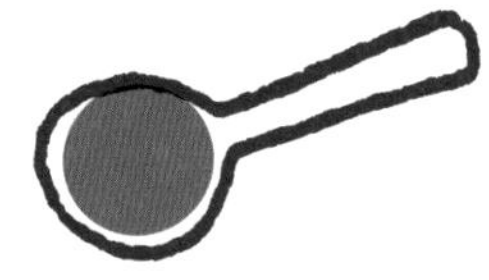

1つの調味料を“減塩向け”と“そのまま”とで、使い分けができます。

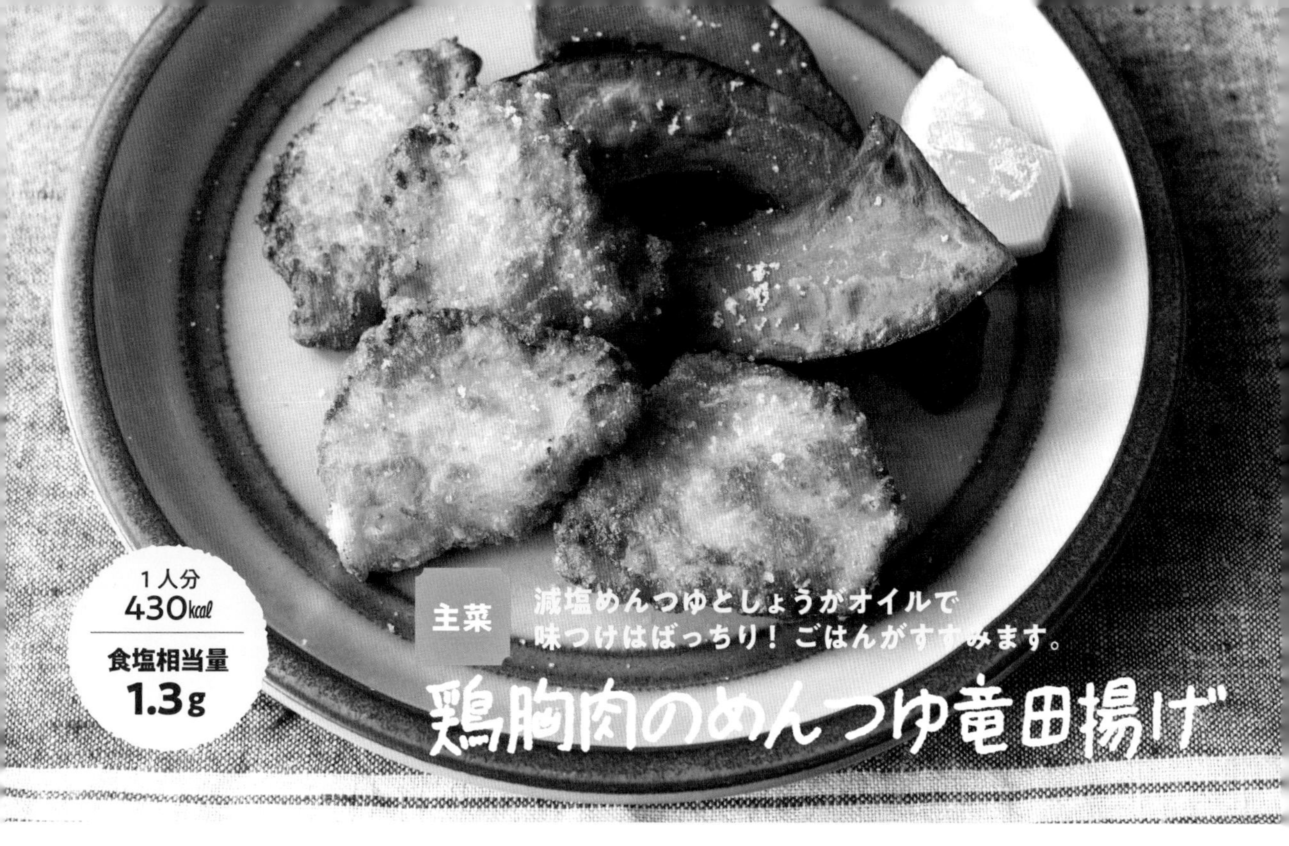

1人分
430kcal
食塩相当量
1.3g

主菜
減塩めんつゆとしょうがオイルで
味つけはばっちり！ ごはんがすすみます。

鶏胸肉のめんつゆ竜田揚げ

材料／2人分

- 鶏胸肉……200g
- 自家製減塩めんつゆ……大さじ2
- しょうがオイル（p.11参照）……小さじ1（6g）
- 小麦粉……大さじ1
- かたくり粉……大さじ4～5
- かぼちゃ……1/8個（正味150g）
- 揚げ油……適量
- 塩……ミニスプーン1/2
- レモン……適量

男の減塩ポイント

2 粉をまぶして味をまとわせる
3 しょうがの香りをつける
5 油のこくを活かす

作り方

1 鶏肉は一口大のそぎ切りにし、こぶしで3回くらい叩いてつぶし、ポリ袋に入れる。減塩めんつゆとしょうがオイルを加えて10分ほどなじませる。小麦粉を加えてなじませ、1つずつとり出してかたくり粉をまぶす（少しムラがあるくらいでOK）。かぼちゃはくし形に切る。

2 フライパンに揚げ油を深さ2cmほど入れて中温に熱し、1の鶏肉を入れて3分ほど揚げて、裏返して、さらに3分揚げてとり出す。

3 2のフライパンの油に浮いたかたくり粉などをとり除き、1のかぼちゃを入れて弱火で2分揚げ、裏返して、さらに2分ほど揚げる。強火にしてカリッとしたらとり出して2の竜田揚げとともに器に盛り合わせる。

4 食べる直前に塩をふり、レモンを搾る。

組み合わせ例

例1 91ページ

副菜
青菜とにんじんの塩おかかいため
77kcal
食塩相当量
0.5g

合計 1食分／507kcal 食塩相当量 1.8g

例2 62ページ

汁物
刻みオクラとのりのみそ汁
19kcal
食塩相当量
0.7g

合計 1食分／449kcal 食塩相当量 2.0g

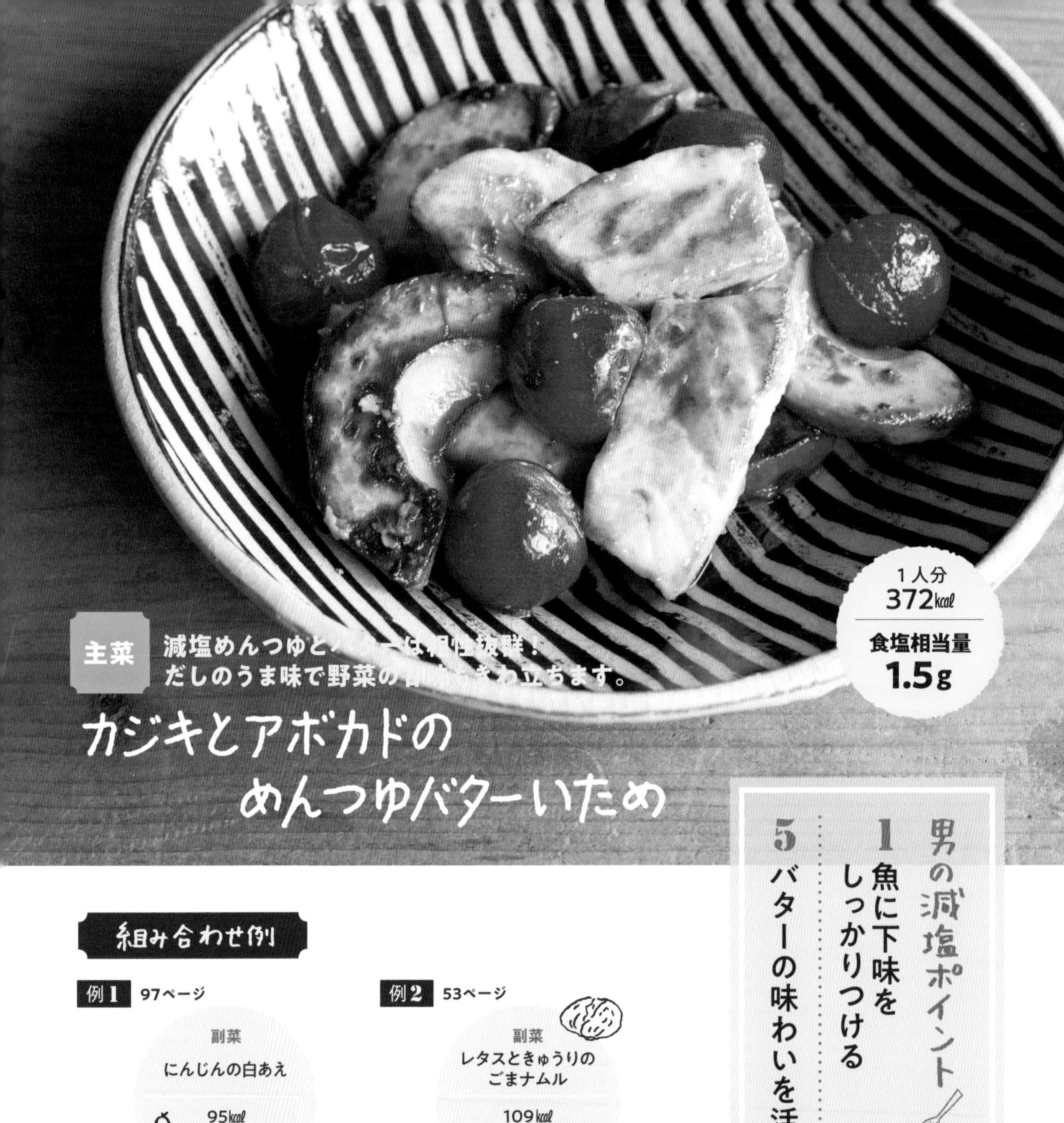

1人分
372kcal
食塩相当量
1.5g

主菜　減塩めんつゆとバターは相性抜群！
だしのうま味で野菜の甘みもきわ立ちます。

カジキとアボカドのめんつゆバターいため

男の減塩ポイント

1 魚に下味をしっかりつける

5 バターの味わいを活かす

組み合わせ例

例1 97ページ

副菜
にんじんの白あえ
95kcal
食塩相当量
0.7g

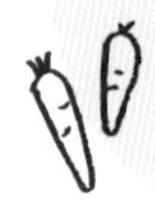

合計 1食分／467kcal　食塩相当量 2.2g

例2 53ページ

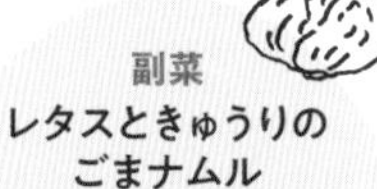

副菜
レタスときゅうりのごまナムル
109kcal
食塩相当量
0.2g

合計 1食分／481kcal　食塩相当量 1.7g

材料／2人分

メカジキ	2切れ（200g）
塩	ミニスプーン1
こしょう	少量
アボカド	1個（150g）
ミニトマト	100g
サラダ油	小さじ1
バター（食塩使用）	10g
自家製減塩めんつゆ	大さじ1と1/2

作り方

1 カジキは3〜4等分に切って塩とこしょうをもみ込む。アボカドは縦半分に切り、種と皮を除いて横に1㎝厚さに切る。ミニトマトはヘタを除く。

2 フライパンに油と1を入れて、中火にかけて2分焼き、裏返してさらに2分ほど焼く。バターと減塩めんつゆを加えて全体にからむまでいためる。

主菜 シラスとさやえんどうの卵とじ

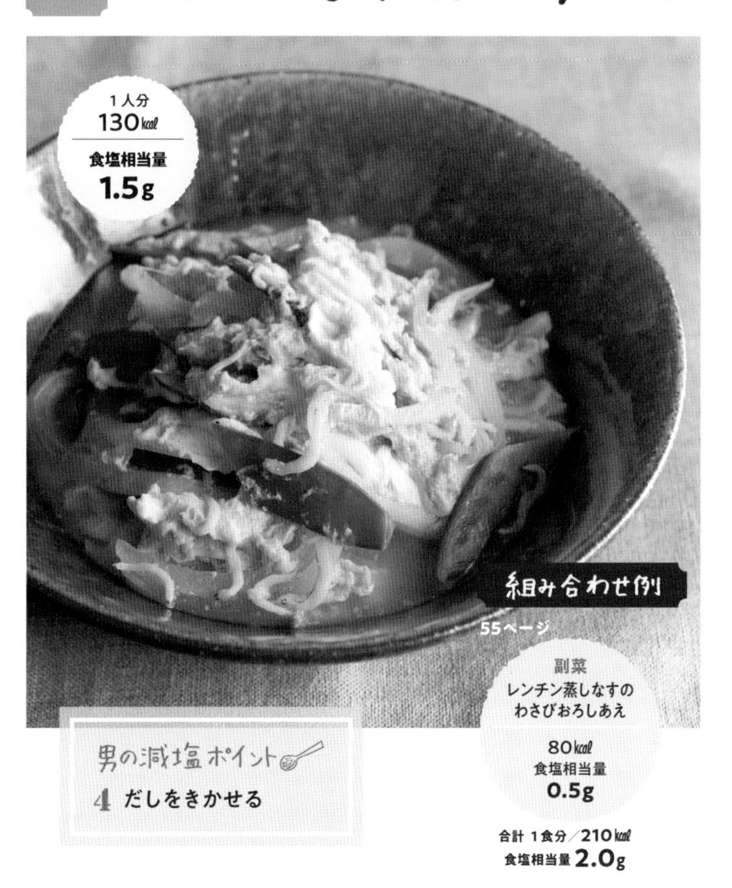

1人分
130kcal
食塩相当量
1.5g

男の減塩ポイント
4 だしをきかせる

組み合わせ例
55ページ
副菜
レンチン蒸しなすのわさびおろしあえ
80kcal
食塩相当量
0.5g

合計 1食分／210kcal
食塩相当量 2.0g

卵は余熱を利用して火を入れるのがコツ。半熟に仕上げるほうが濃厚な味に感じます。

材料／2人分

- 卵……2個
- シラス干し……15g
- さやえんどう……50g
- 玉ねぎ……1/2個(100g)
- 自家製減塩めんつゆ……大さじ2
- だし……1/2カップ

作り方

1. さやえんどうは筋を除き、斜め2等分に切る。玉ねぎは薄切りにする。ともに耐熱皿に広げ、ふんわりとラップをかけて電子レンジ（600W）で3分加熱する。
2. 小さめのフライパンに減塩めんつゆとだし、シラス干し、1のさやえんどうと玉ねぎを入れて強火にかける。
3. 卵をときほぐし、2が煮立ったら流し入れて軽くふた混ぜし、ふたをして強火で30秒ほど煮る。火を消し、そのまま2分ほどおく。

副菜 焼きアスパラのめんつゆ漬け

男の減塩ポイント
4 だしをきかせる

焼きたてを減塩めんつゆに漬けていったんさます間に味が入ります。

材料／2人分

- グリーンアスパラガス……200g
- 自家製減塩めんつゆ……大さじ1と1/2

作り方

1. アスパラガスは根元側から1/3の皮をピーラーでむき、グリルに並べ、ときどき返しながら10分ほど焼く。
2. 斜め切りにしてバットに入れ、減塩めんつゆをからめて10分ほどおく。

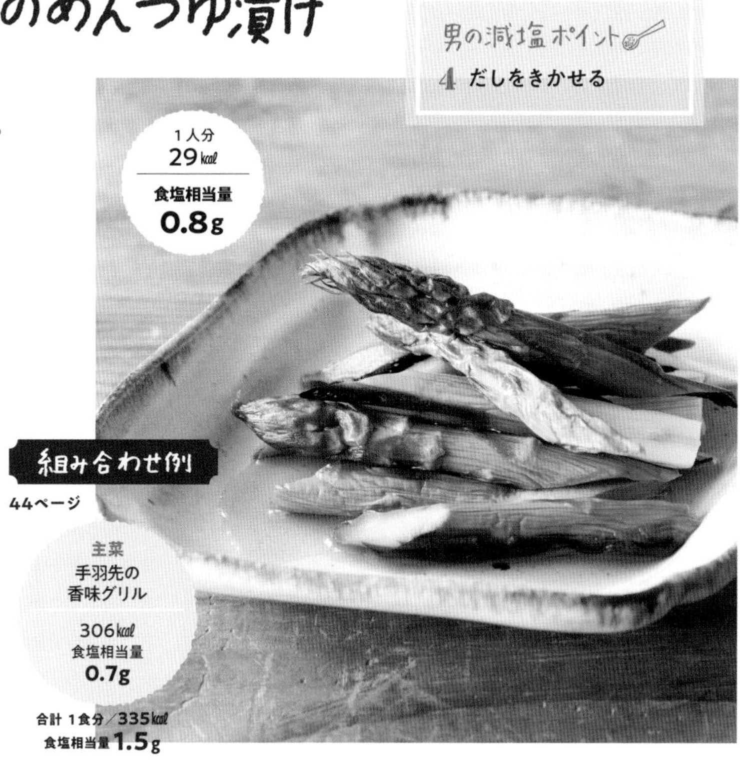

1人分
29kcal
食塩相当量
0.8g

組み合わせ例
44ページ
主菜
手羽先の香味グリル
306kcal
食塩相当量
0.7g

合計 1食分／335kcal
食塩相当量 1.5g

自家製減塩調味料
ポン酢しょうゆ

しょうゆに比べて塩分は低いポン酢しょうゆも、なべのつけだれなど、量を計らず継ぎ足して使うと、塩分をとりすぎてしまいます。そこでおすすめは、だしで割ったポン酢しょうゆです。いため物やあえ物の味つけにも便利に使えます。

市販のポン酢しょうゆ 1/4カップ ＋ だし 1/4カップ

自家製減塩ポン酢しょうゆ

冷蔵庫で2週間保存可能

全量 1/2カップ（100mL）

28㎉　食塩相当量 **3.4g**

市販のポン酢しょうゆ		自家製減塩ポン酢しょうゆ
食塩相当量 大さじ1 **0.9g**	Down	食塩相当量 大さじ1 **0.5g**

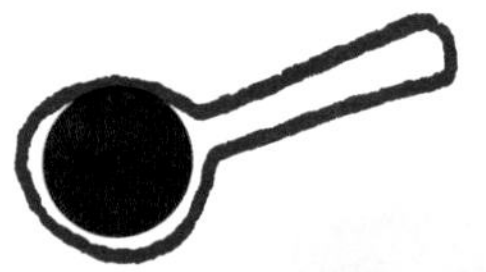
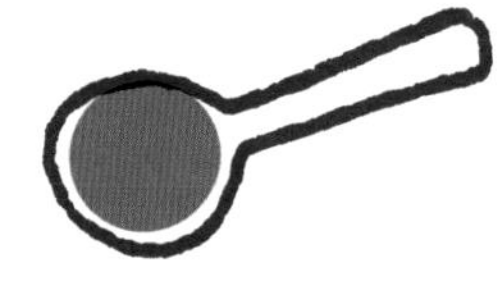

必殺！ だし割り！
塩分は減って
うま味が増えます。

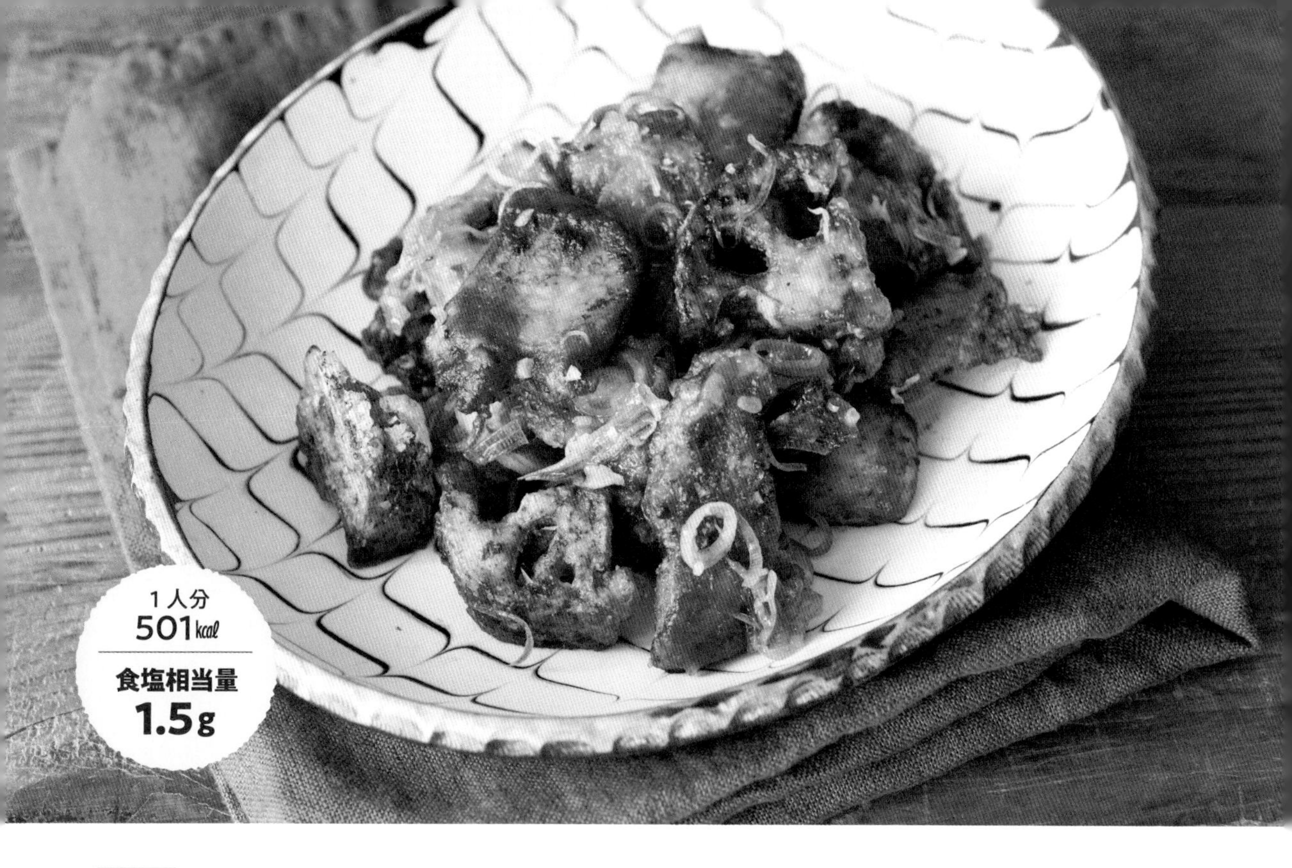

1人分
501kcal
食塩相当量
1.5g

主菜

マイルドな減塩ポン酢しょうゆにみょうがの香りをきかせます。

豚肉とれんこんのみょうがポン酢漬け

材料／2人分

れんこん……大1節（200g）
豚ロース豚カツ用肉……2枚（200g）
塩……ミニスプーン1
かたくり粉……大さじ3〜4
揚げ油……適量
みょうが……3個
自家製減塩ポン酢しょうゆ……大さじ3

作り方

1 れんこんは皮つきのまま1cm厚さの半月切りにする。豚肉は端から2cm幅に切り、塩をもみ込む。それぞれかたくり粉をまぶす。

2 みょうがは薄切りにし、減塩ポン酢しょうゆと混ぜる。

3 フライパンに揚げ油を深さ2cmほど入れて中火にかけ、1のれんこんと豚肉を入れて3〜4分、裏返してさらに3〜4分揚げ焼きにする。熱いうちに2に漬ける。

男の減塩ポイント
3 みょうがの香りをきかせる
5 油のこくを活かす

組み合わせ例

例1 81ページ

副菜
長芋のレンジ蒸し
レモンオイスターソースかけ

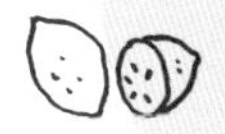

71kcal
食塩相当量
0.3g

合計 1食分／572kcal 食塩相当量 1.8g

例2 77ページ

副菜
竹の子の
焼き肉のたれいため

95kcal
食塩相当量
0.6g

合計 1食分／596kcal 食塩相当量 2.1g

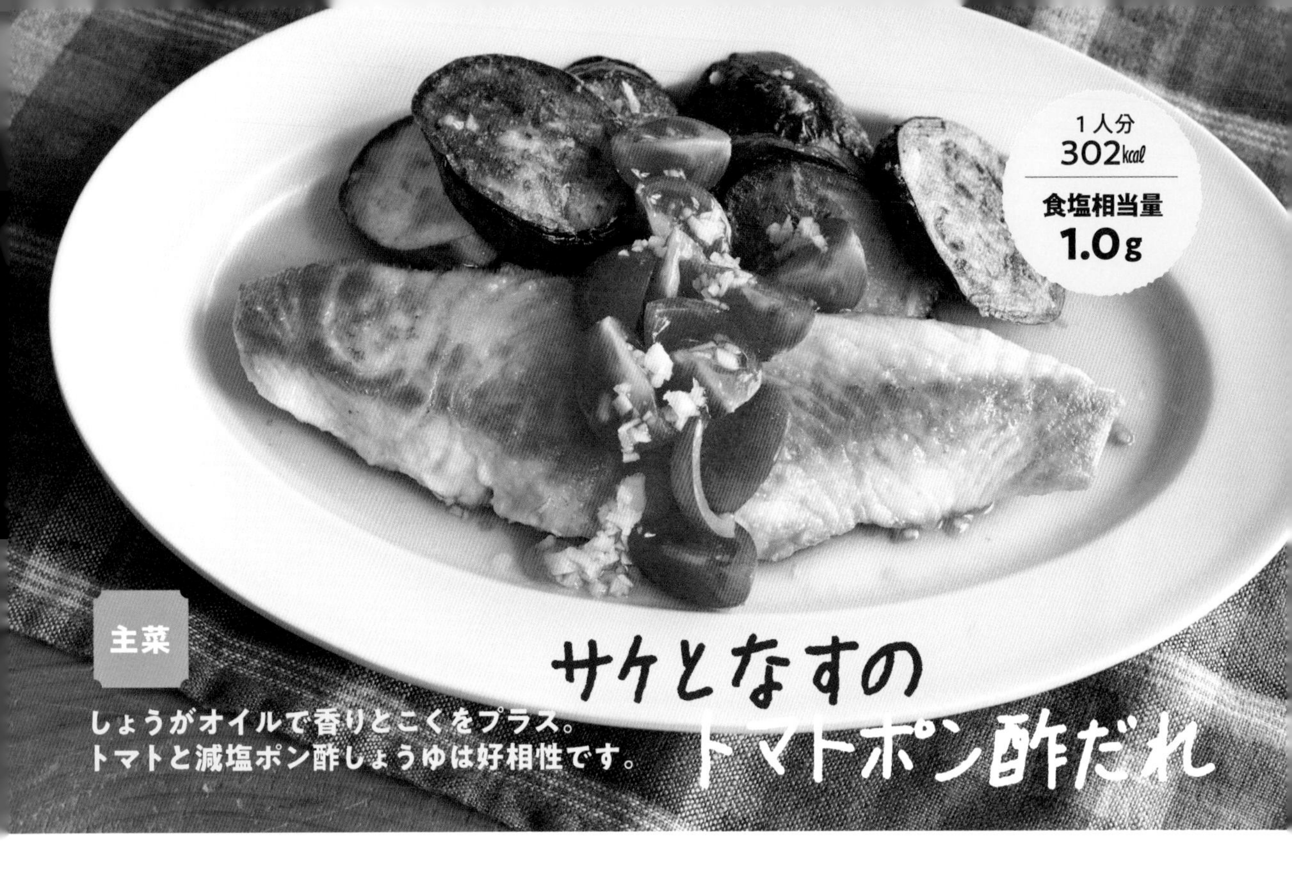

主菜

サケとなすのトマトポン酢だれ

しょうがオイルで香りとこくをプラス。
トマトと減塩ポン酢しょうゆは好相性です。

材料／2人分

- 生ザケ※……2切れ（200g）
- 塩……ミニスプーン1/2
- なす……小2〜3本（200g）
- 小麦粉……大さじ1と1/2
- オリーブ油……大さじ1と1/2
- a
  - ミニトマト……5個（50g）
  - 自家製減塩ポン酢しょうゆ……大さじ2
  - しょうがオイル（p.11参照）……小さじ1（6g）

※塩をしていないサケ。塩をしたもの（甘塩ザケなど）もあるので購入時に確認しましょう。

作り方

1. サケは汁けをふきとり、塩をふってなじまる。なすはヘタを除き、斜め輪切りにする。それぞれ小麦粉をまぶす。
2. ミニトマトはへたを除き、4等分に切ってボールに入れ、残りのaを加えて混ぜる。
3. フライパンにオリーブ油を中火で熱し、1のサケとなすを並べ入れる。ふたをして3分焼き、裏返してさらに2分焼く。
4. 器に盛り合わせ、2をかける。

男の減塩ポイント

2 粉をまぶして味をまとわせる
3 しょうがの香りをきかせる
5 油のこくを活かす

組み合わせ例

例1 63ページ

汁物
なめことねぎのすまし汁
26kcal
食塩相当量
1.0g

合計 1食分／328kcal 食塩相当量 2.0g

例2 69ページ

副菜
焼きアスパラのめんつゆ漬け
29kcal
食塩相当量
0.8g

合計 1食分／331kcal 食塩相当量 1.8g

主菜 エビとエリンギのガーリックポン酢いため

男の減塩ポイント
3 にんにくの香りをきかせる
1人分
216kcal
食塩相当量
1.2g
組み合わせ例
62ページ
汁物
刻みオクラとのりのみそ汁
19kcal
食塩相当量
0.7g

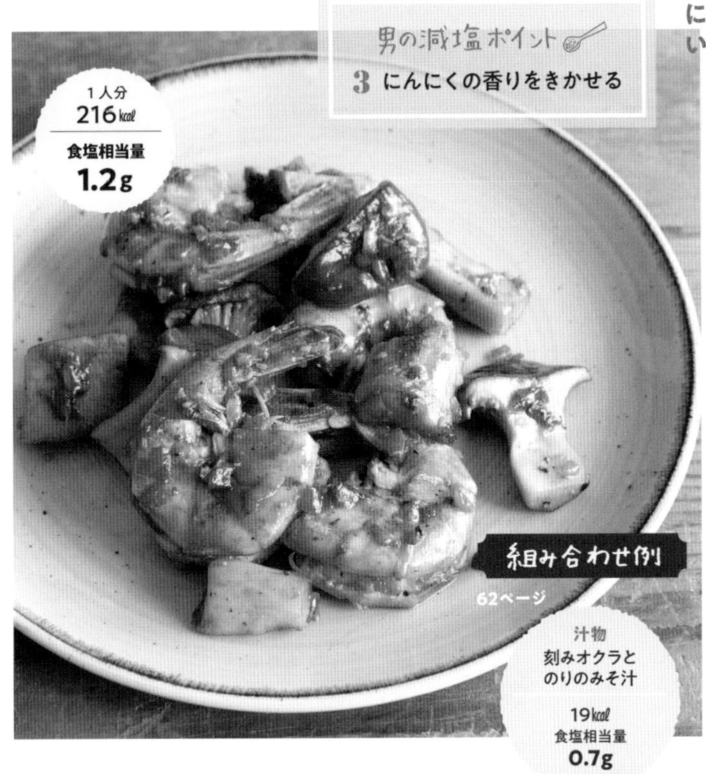

合計 1食分／235kcal
食塩相当量 1.9g

にんにくオイルと減塩ポン酢しょうゆでいため物の味つけもピタッと決まります。

材料／2人分

エビ（無頭殻つき）……8尾（200g）
エリンギ……200g
玉ねぎ……1/4個（50g）
にんにくオイル（p.11参照）……小さじ2（12g）
オリーブ油……小さじ2
自家製減塩ポン酢しょうゆ……大さじ3

作り方

1 エビは背側に切り込みを入れ、背わたをとり除く。水洗いし、水けをふく。エリンギは縦半分に切り、長さを2〜3等分に切る。玉ねぎはみじん切りにする。

2 フライパンににんにくオイル、オリーブ油、1を入れて中火にかけて、ふたをして5分蒸し焼きにする。上下を返し、減塩ポン酢しょうゆを加えて汁けがなくなるまで2分いためる。

副菜 にらさんしょうポン酢

さんしょうと減塩ポン酢しょうゆでさわやかな味わい。こってりした料理のつけ合わせにどうぞ。

材料／2人分

にら……100g
自家製減塩ポン酢しょうゆ……大さじ1
粉ざんしょう・いり黒ごま……各適量

作り方

1 にらは熱湯で1分ほどゆでる。水にさらして水けをぎゅっと絞り、3〜4㎝長さに切る。

2 器に1のにらを盛り、減塩ポン酢しょうゆをかけて、さんしょうとごまを散らす。

男の減塩ポイント
3 さんしょうの香りをきかせる
1人分
21kcal
食塩相当量
0.4g
組み合わせ例
81ページ
主菜
イカとズッキーニのオイスターバターいため
184kcal
食塩相当量
1.5g

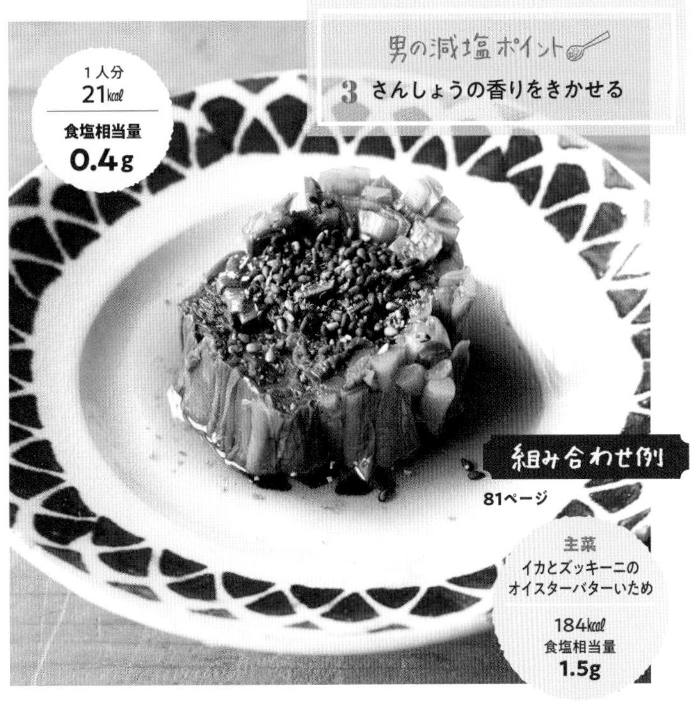

合計 1食分／205kcal
食塩相当量 1.9g

Jikasei Gen-en Chomiryo
Yakinikuno Tare

自家製減塩調味料
焼き肉のたれ

市販の焼き肉のたれは、どんな肉にも合うようにパンチのある味が多いですが、それを減塩するには、甘味と酢のこくを足すのがポイントになります。酢は肉の脂との相性がよく、加熱すると酸味がとび、こくが増します。

市販の焼き肉のたれ 1/4カップ

＋

a
- 酒……大さじ2
- みりん……大さじ1
- 砂糖・酢……各小さじ1

耐熱ボールにaを合わせ、ラップをかけずに電子レンジ（600W）で1分30秒加熱する。

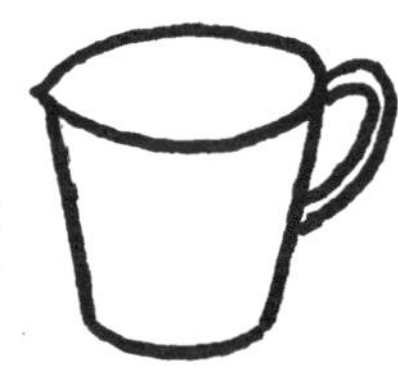

aの合計1/4カップ

自家製減塩焼き肉のたれ

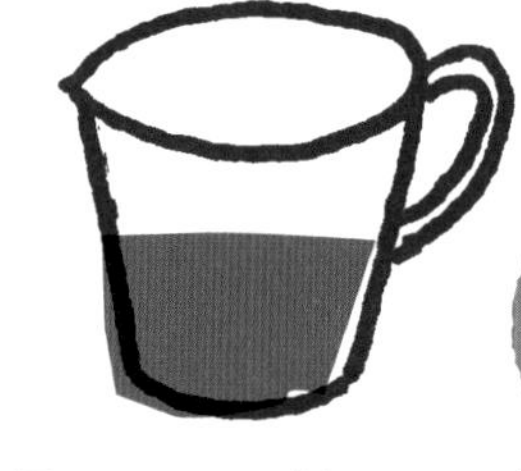

冷蔵庫で2週間保存可能

全量 1/2カップ（100mL）

136kcal　食塩相当量 **4.9g**

市販の焼き肉のたれ		自家製減塩焼き肉のたれ
食塩相当量		食塩相当量
大さじ1	Down	大さじ1
1.4g		0.8g

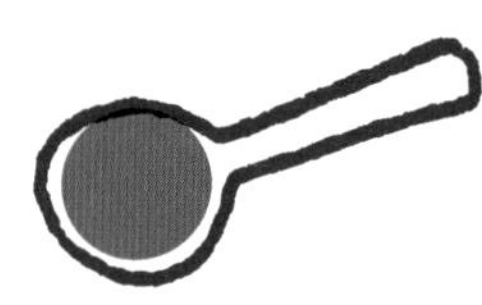

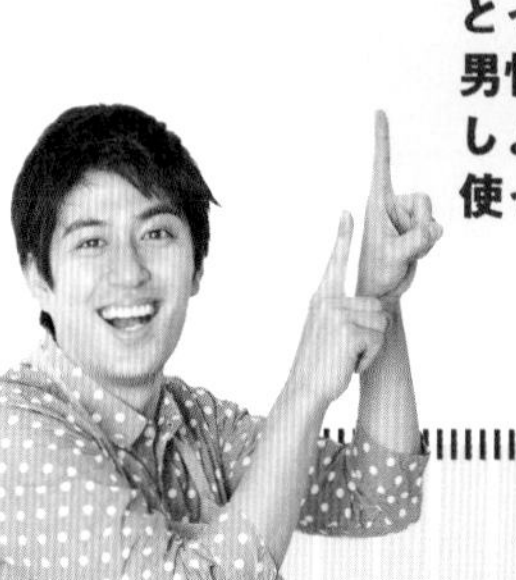

レンジでできるので
とっても簡単！
男性が好きな味だから
しょうゆ代わりに
使ってみて！

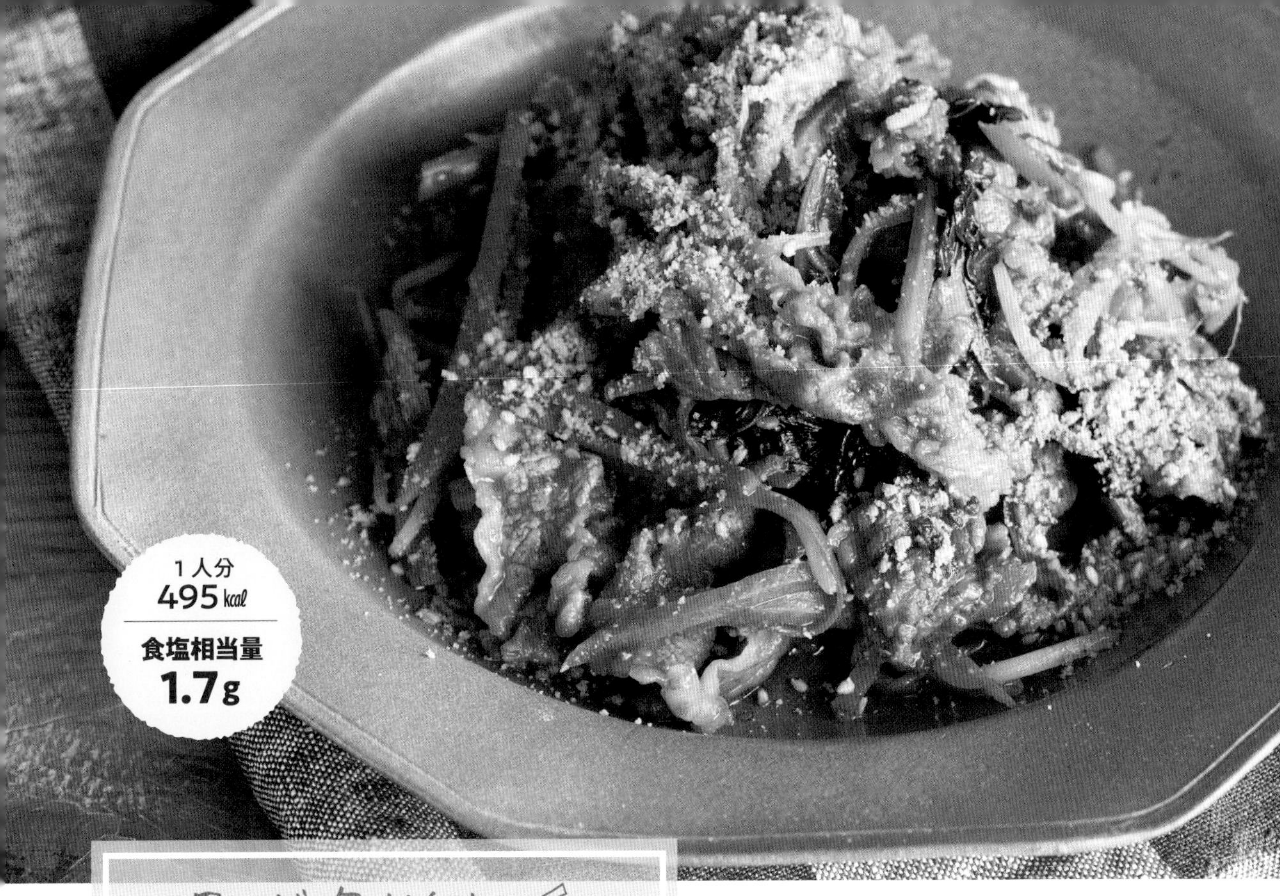

男の減塩ポイント

3 にんにくの香りをきかせる

5 ごま油のこくと香りを活かす

主菜 ごま油＋にんにくオイルでいためると香りよく仕上がり、食欲をそそります。

牛肉ともやしのプルコギ風

組み合わせ例

例1 81ページ

副菜
長芋のレンジ蒸し レモンオイスターソースかけ
71kcal
食塩相当量
0.3g

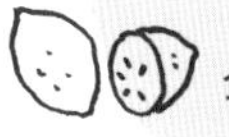

合計 1食分／566kcal 食塩相当量 **2.0g**

例2 54ページ

副菜
トマトのとろろこんぶ甘酢あえ
45kcal
食塩相当量
0.6g

合計 1食分／540kcal 食塩相当量 **2.3g**

材料／2人分

- 牛切り落とし肉……200g
- もやし……100g
- にんじん……100g
- ほうれん草……100g
- ごま油……大さじ1
- にんにくオイル（p.11参照）……小さじ1（6g）
- 自家製減塩焼き肉のたれ……大さじ4
- すり白ごま……大さじ1

作り方

1. 牛肉は食べやすい大きさに切る。もやしはさっと水洗いし、水けをきる。にんじんは細切りにする。ほうれん草は4㎝長さに切り、水洗いし、水けをきる。
2. フライパンにごま油とにんにくオイルを入れて中火で熱し、1のもやしとにんじんを2分ほどいためる。1のほうれん草と牛肉を加えて2分ほどいため、減塩焼き肉のたれを加えてさらに1分ほどいためる。
3. 器に盛り、ごまを散らす。

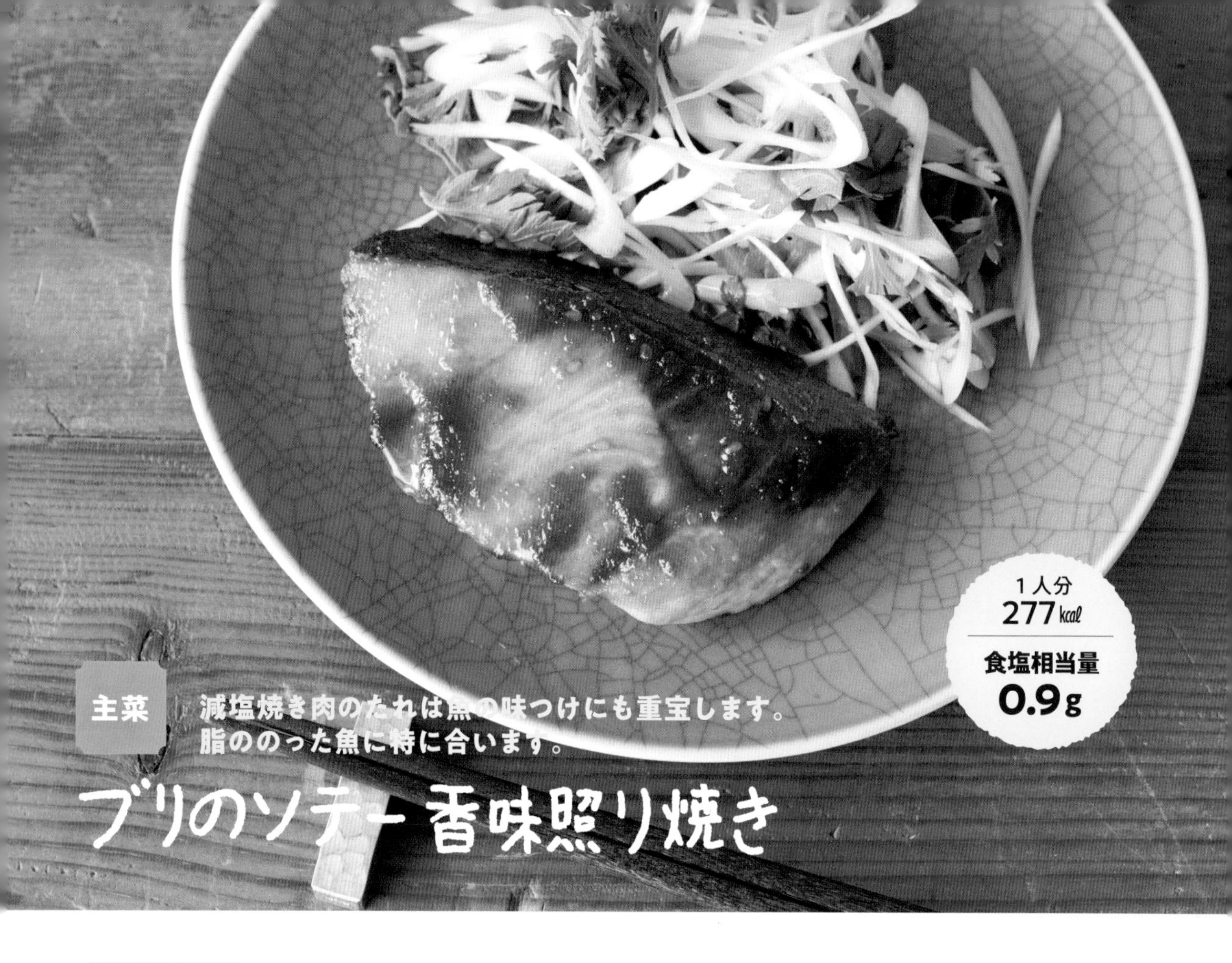

1人分
277kcal
食塩相当量
0.9g

主菜　減塩焼き肉のたれは魚の味つけにも重宝します。
脂ののった魚に特に合います。

ブリのソテー香味照り焼き

材料／2人分

ブリ	2切れ（160g）
小麦粉	小さじ2
サラダ油	大さじ1/2
自家製減塩焼き肉のたれ	大さじ2
春菊	20g
長ねぎ	50g

作り方

1. ブリは小麦粉をまぶす。
2. 春菊は2cm長さに切る。ねぎは縦半分に切り、斜め薄切りにする。ともに水にさらして、水けをしっかりときる。
3. フライパンに油を中火で熱し、1のブリを並べる。2分焼き、裏返してさらに2分ほど焼く。減塩焼き肉のたれを加えて全体に煮からめる。
4. 器に盛り、2の春菊とねぎを添える。

男の減塩ポイント

2 粉をまぶして味をまとわせる

組み合わせ例

例1　57ページ

副菜
れんこんのきんぴら
117kcal
食塩相当量
0.7g

合計 1食分／394kcal　食塩相当量 1.6g

例2　64ページ

汁物
サクラエビとにらの中国風スープ
13kcal
食塩相当量
0.7g

合計 1食分／290kcal　食塩相当量 1.6g

主菜 マグロとアボカドの焼き肉のたれ漬け

1人分
259kcal
食塩相当量
1.0g
組み合わせ例
58ページ
副菜
豆苗とピーマンのおかかにんにくいため
88kcal
食塩相当量
0.3g

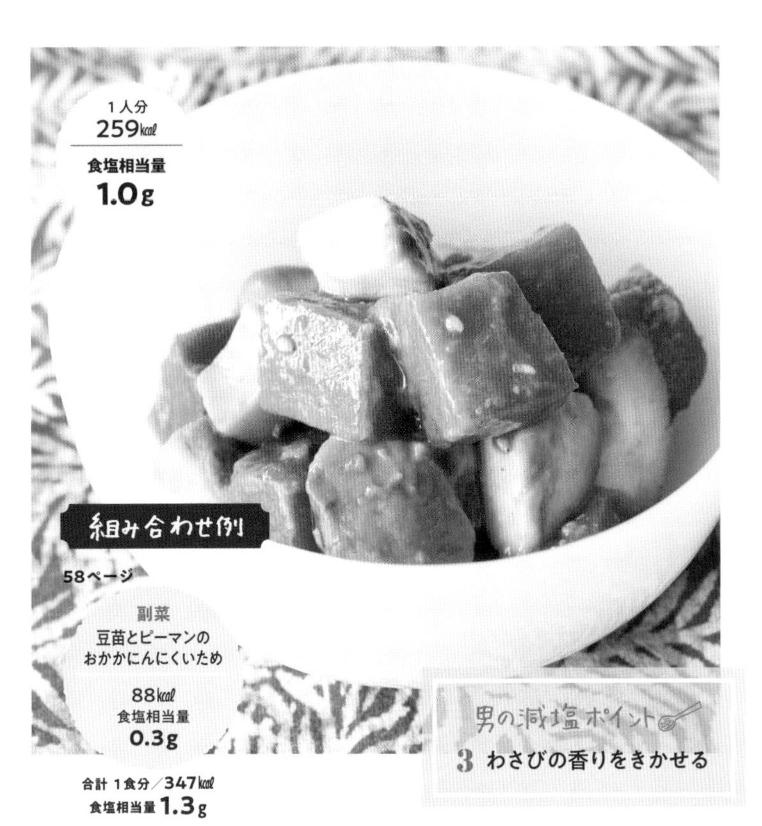

合計 1食分／347kcal
食塩相当量 1.3g

男の減塩ポイント
3 わさびの香りをきかせる

塩分低めなのにこってりとした味です。ごはんにのせて丼物にするのもおすすめ！

材料／2人分

マグロ……150g
アボカド……1個（150g）
自家製減塩焼き肉のたれ……大さじ2と1/2
練りわさび……小さじ1/2弱（2g）

作り方

1 マグロは1.5cm角に切る。アボカドは種と皮を除き、マグロと同じくらいの大きさに切る。ともにボールに入れて減塩焼き肉のたれとわさびを加えて混ぜ合わせ、20分ほどおく。

2 汁けを軽くきって器に盛る。

男の減塩ポイント
3 しょうがの香りをきかせる

副菜 竹の子の焼き肉のたれいため

しょうがオイルでいためて減塩焼き肉のたれで味つけ！どんな野菜でもOK。

材料／2人分

竹の子の水煮……150g
しょうがオイル（p.11参照）……小さじ2（12g）
自家製減塩焼き肉のたれ……大さじ1と1/2

作り方

1 竹の子は薄切りにする（穂先は縦に、根元に近い部分はいちょう切りに）。

2 フライパンにしょうがオイルを中火で熱し、1の竹の子を入れて2分焼き、裏返してさらに2分焼く。減塩焼き肉のたれを加えて全体にからまるまでさっといためる。

1人分
95kcal
食塩相当量
0.6g
組み合わせ例
107ページ
主菜
鶏肉ときのこのなべ
409kcal
食塩相当量
1.5g

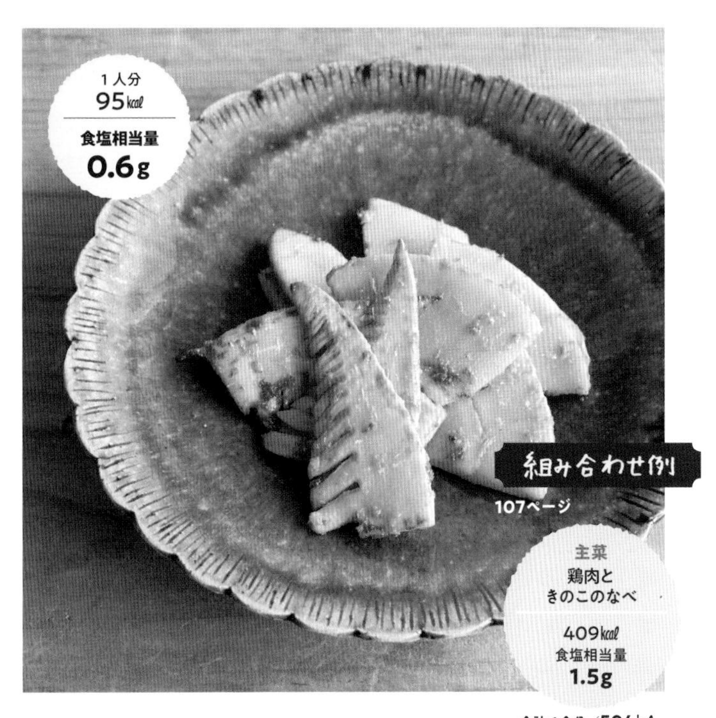

合計 1食分／504kcal
食塩相当量 2.1g

自家製減塩調味料 オイスターソース

オイスターソースは、うま味のかたまり。ですが、塩分がやや高めなので、使う量を減らしてももの足りなさを感じないように、甘味と酢のこくを補って味を調整します。塩分を控えたオイスターソースで、いため物の味つけも簡単です。

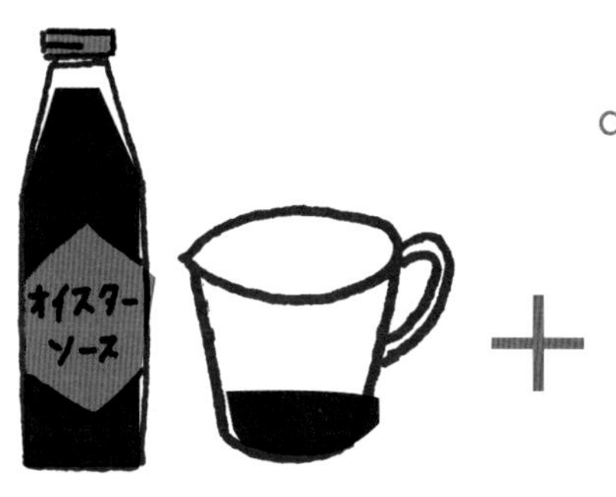

市販のオイスターソース
1/4カップ

＋

a
- 酒……大さじ2
- みりん……大さじ1
- 砂糖・酢……各小さじ1

耐熱ボールにaを合わせ、ラップをかけずに電子レンジ（600W）で1分30秒加熱する。

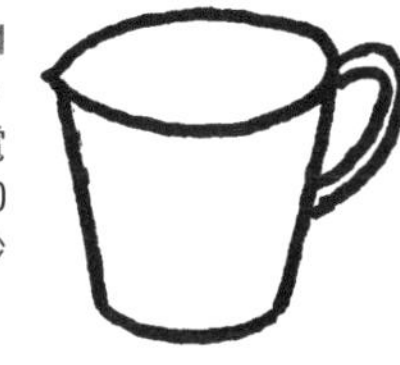

aの合計1/4カップ

自家製減塩オイスターソース

冷蔵庫で2週間保存可能

全量 1/2カップ（100mL）
100kcal 食塩相当量 **6.6g**

市販のオイスターソース		自家製減塩オイスターソース
食塩相当量		食塩相当量
大さじ1	Down	大さじ1
2.0g		1.0g

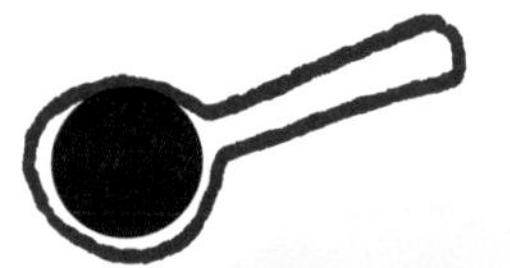

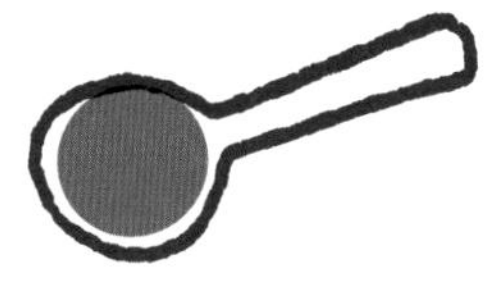

塩分、一気に
半分になります！
使い勝手のよさNo.1！

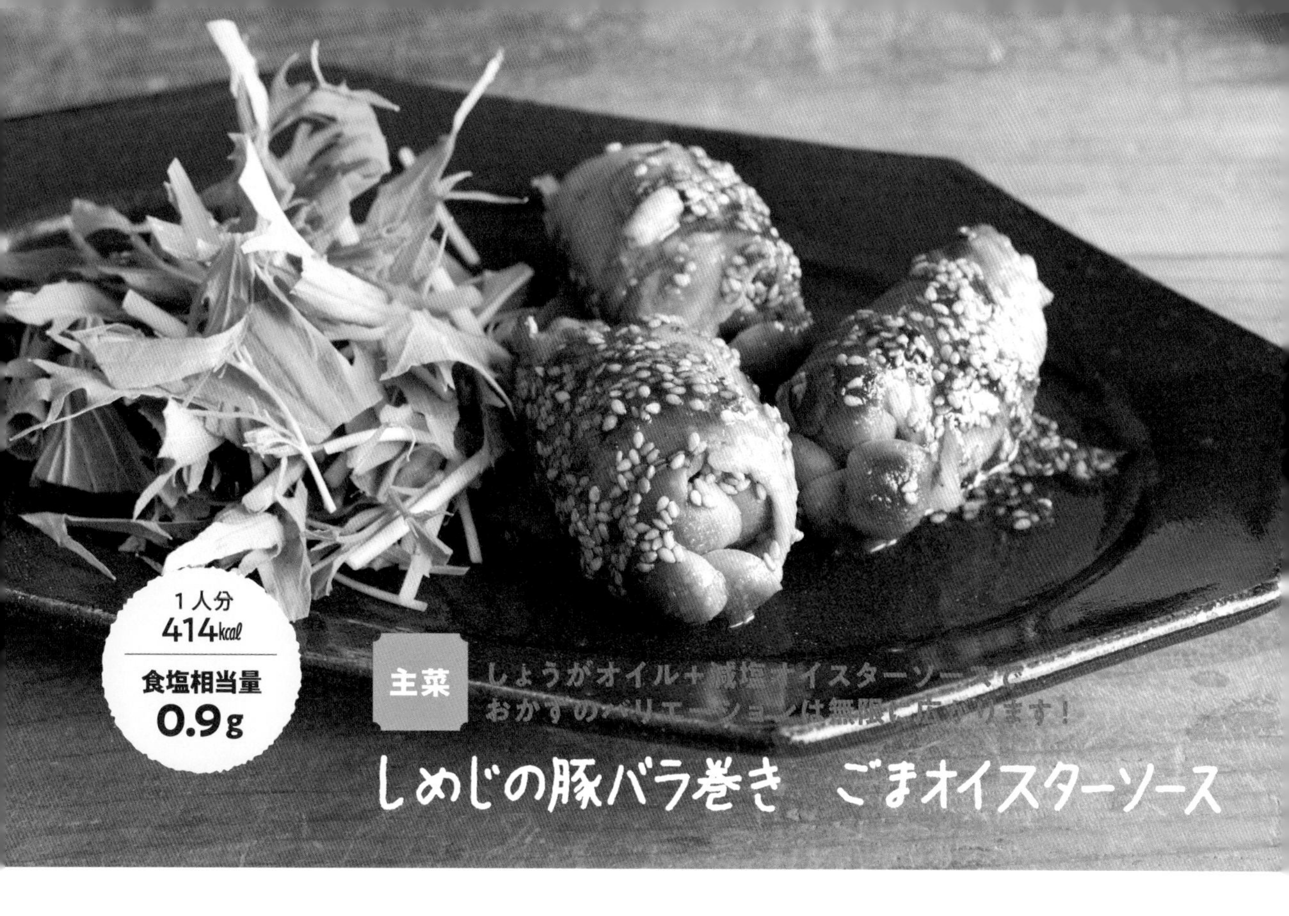

1人分
414kcal
食塩相当量
0.9g

主菜 しょうがオイル＋減塩オイスターソースで
おかずのバリエーションは無限に広がります！

しめじの豚バラ巻き　ごまオイスターソース

材料／2人分

豚バラ薄切り肉……6枚（150g）
しめじ……150g
小麦粉……大さじ1
ごま油……大さじ1/2
自家製減塩オイスターソース……大さじ1と1/2
しょうがオイル（p.11参照）……小さじ1（6g）
いり白ごま……大さじ1
水菜……20～30g

作り方

1 しめじは石づきを切り、6等分にする（ほぐさなくてもよい）。水菜は4～5㎝長さに切って水にさらし、水けをよくきる。

2 豚肉を1枚ずつ広げ、1のしめじを斜めに置いてしめじ全体を包むようにくるくると巻き、手でぎゅっと握る。全体に小麦粉をまぶす。同様にして合計6個作る。

3 フライパンにごま油を中火で熱し、2を並べる。ふたをして2分ほど焼き、転がしながらさらに2分ほど、全体を焼きつける。余分な油をふきとり、しょうがオイル、減塩オイスターソースを加えて弱火にし、全体に煮からめる。ごまを加えてひと混ぜする。

4 器に盛り、フライパンに残ったたれをかけ、1の水菜を添える。

男の減塩ポイント

2 粉をまぶして味をまとわせる

3 しょうがの香りをきかせる

組み合わせ例

例1 62ページ

汁物
油揚げとパプリカのみそ汁
88kcal
食塩相当量
0.7g

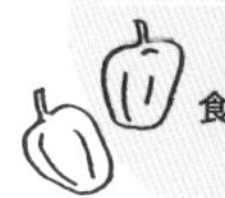

合計 1食分／502kcal 食塩相当量 1.6g

例2 63ページ

汁物
なめことねぎのすまし汁
26kcal
食塩相当量
1.0g

合計 1食分／440kcal 食塩相当量 1.9g

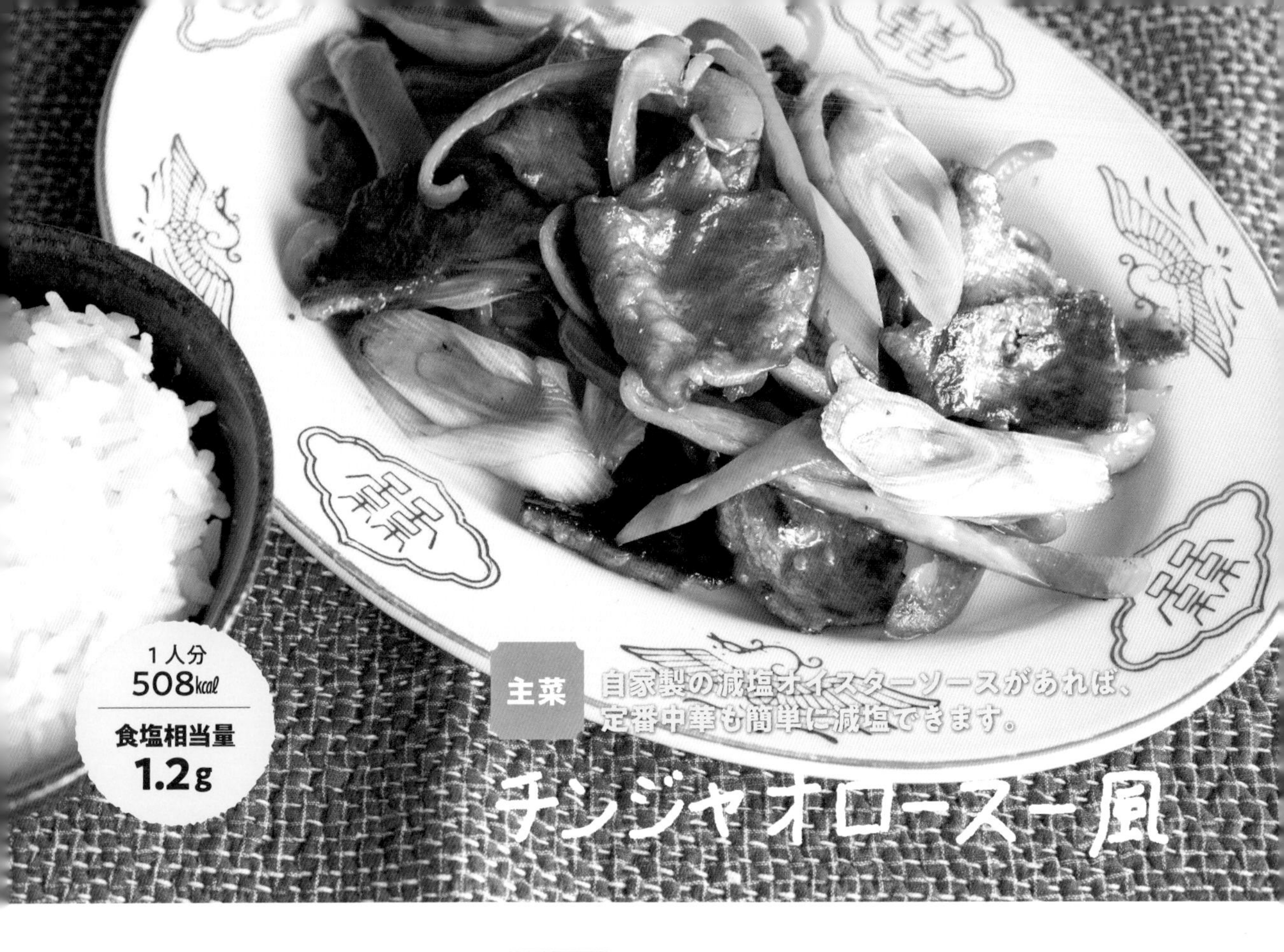

1人分
508kcal
食塩相当量
1.2g

主菜 自家製の減塩オイスターソースがあれば、定番中華も簡単に減塩できます。

チンジャオロースー風

材料／2人分

- 牛切り落とし肉……200g
- かたくり粉……大さじ1
- ピーマン……5個（200g）
- 長ねぎ……1本（100g）
- a にんにくオイル・しょうがオイル（ともにp.11参照）……各小さじ2（各12g）
- a ごま油……大さじ1/2
- 自家製減塩オイスターソース……大さじ2

作り方

1 牛肉は食べやすい大きさに切り、かたくり粉をまぶす。

2 ピーマンは縦半分に切り、へたと種をとり除き、繊維に沿って細切りにする。長ねぎは1cm幅の斜め切りにする。

3 フライパンにaを入れて中火で熱し、香りが立ってきたら1の牛肉を広げ入れ、2分ほどいためる。2のピーマンと長ねぎを加えてさらに2分ほどいためる。

4 減塩オイスターソースを加え、さらに1分ほどいため合わせる。

男の減塩ポイント

2 粉をまぶして味をまとわせる

3 にんにく、しょうがの香りをきかせる

組み合わせ例

例1 54ページ

副菜
トマトみょうが冷ややっこ
76kcal
食塩相当量
0.8g

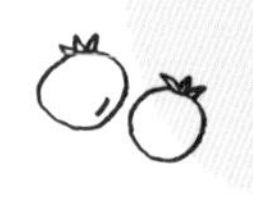

合計 1食分／584kcal 食塩相当量 2.0g

例2 89ページ

副菜
もやしとセロリのナムル
52kcal
食塩相当量
0.3g

合計 1食分／560kcal 食塩相当量 1.5g

主菜 イカとズッキーニのオイスターバターいため

男の減塩ポイント
5 バターのうま味を活かす
1人分
184kcal
食塩相当量
1.5g
組み合わせ例
64ページ
汁物
えのきとしいたけのサンラータン風
31kcal
食塩相当量
0.7g

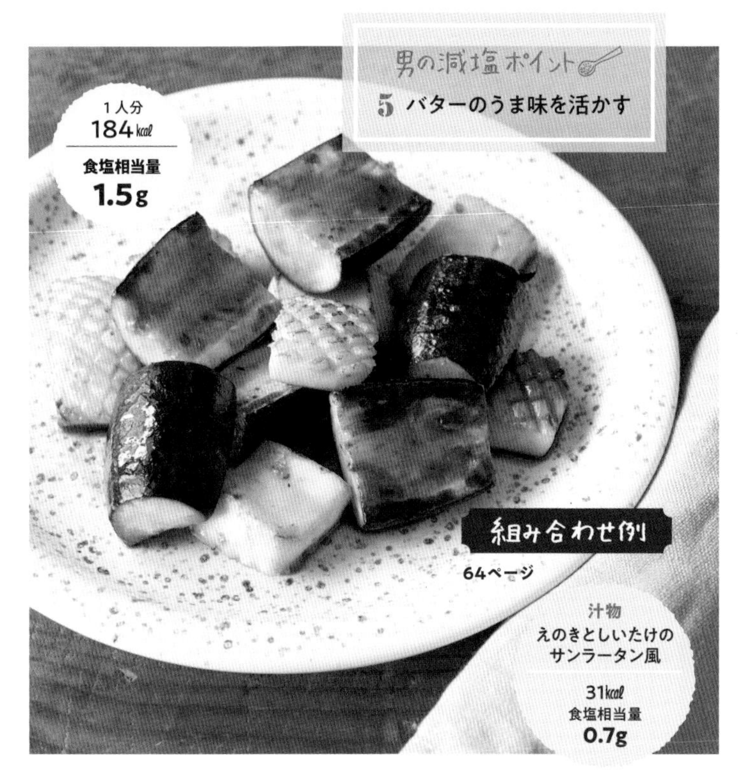

合計 1食分／215kcal
食塩相当量 2.2g

バターでこくを足してこってりの味に。家飲みのときのおつまみにおすすめです。

材料／2人分

- イカの胴（冷凍）……200g
- ズッキーニ……1本（200g）
- ごま油……小さじ2
- バター（食塩使用）……10g
- 自家製減塩オイスターソース……大さじ1と1/2

作り方

1. イカは表側に鹿の子（斜め格子）に切り目を入れ、4cm角に切る。ズッキーニは縦半分に切り、4cm長さに切る。
2. フライパンにごま油を中火で熱し、1のズッキーニを入れてふたをして、2分蒸し焼きにする。ふたをとって裏返し、さらに1分ほど焼く。1のイカを加えてさらに1分ほどいためたら、バターと減塩オイスターソースを加えて全体にからめる。

副菜 長芋のレンジ蒸しレモンオイスターソースかけ

オイスターソースにレモンでさわやかな味に。電子レンジで作れるスピードおかずです。

材料／2人分

- 長芋……200g
- 自家製減塩オイスターソース……小さじ2（10g）
- レモンの搾り汁……1/6個分（小さじ1）

作り方

1. 長芋は皮をむき、ポリ袋に入れてあらくつぶす。耐熱皿に並べ、ふんわりとラップをかけて電子レンジ（600W）で3分加熱する。
2. 器に盛り、減塩オイスターソースとレモンの搾り汁をかける。

1人分
71kcal
食塩相当量
0.3g
組み合わせ例
89ページ
主菜
油淋鶏
407kcal
食塩相当量
1.1g
男の減塩ポイント
3,6 レモンの香りと酸味をきかせる

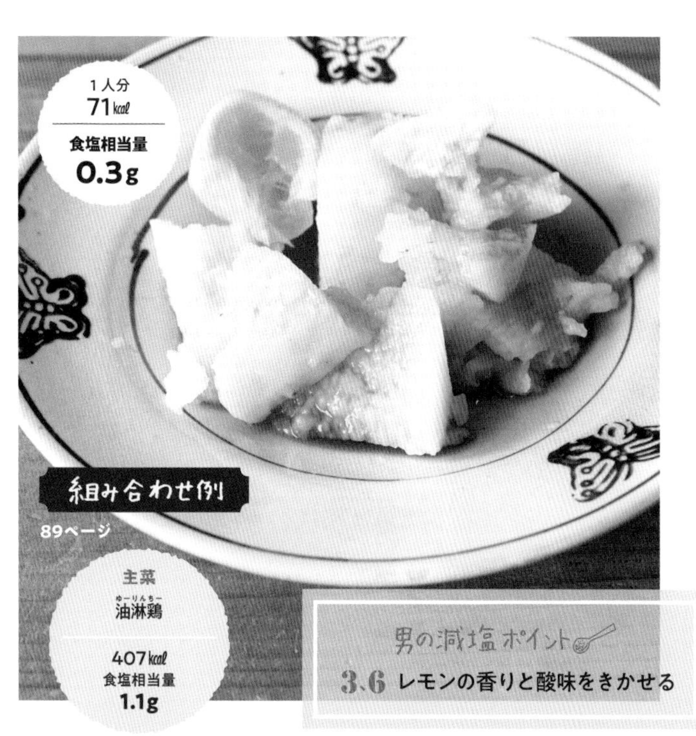

合計 1食分／478kcal
食塩相当量 1.4g

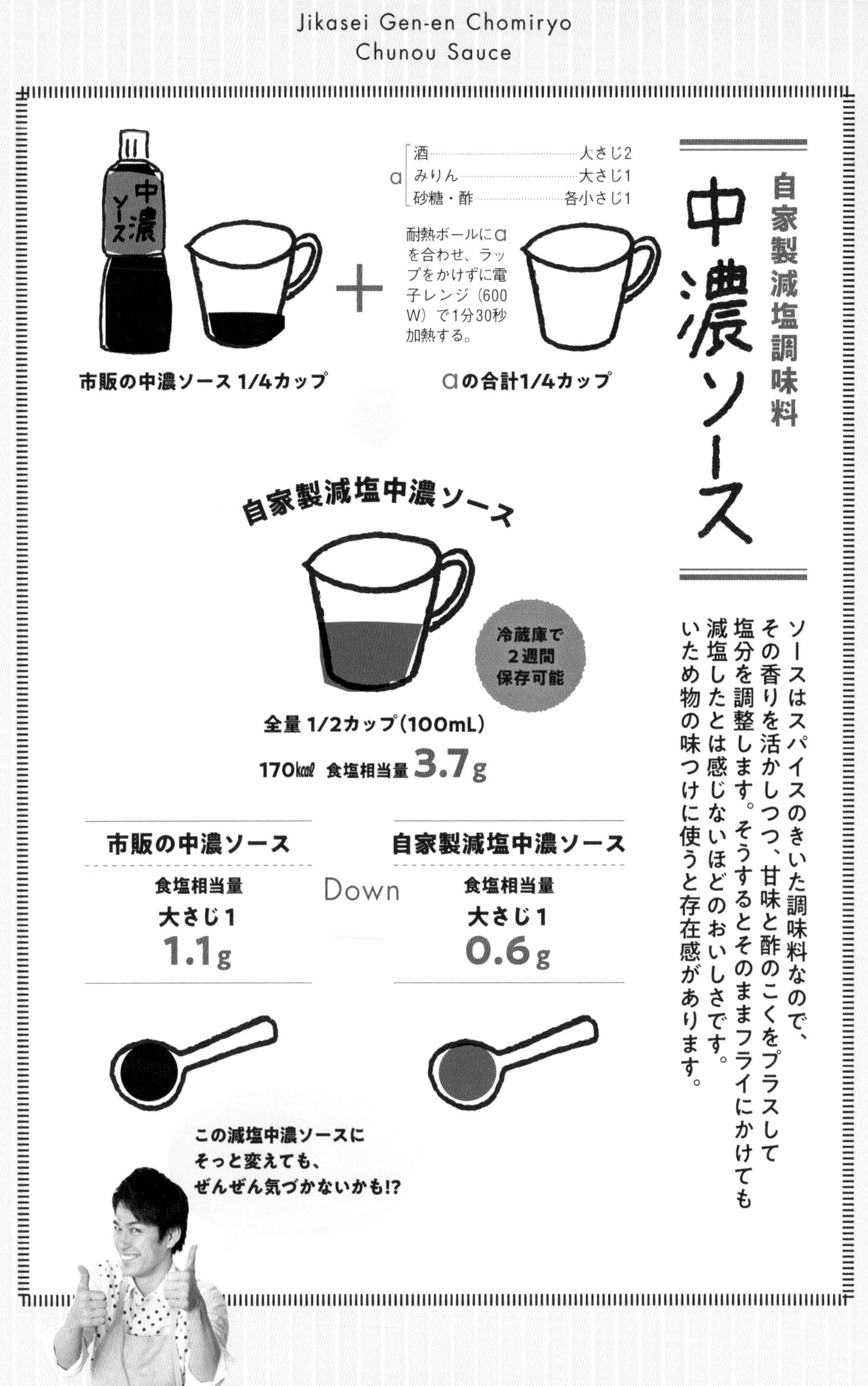

自家製減塩調味料
中濃ソース

ソースはスパイスのきいた調味料なので、その香りを活かしつつ、甘味と酢のこくをプラスして塩分を調整します。そうするとそのままフライにかけても減塩したとは感じないほどのおいしさです。いため物の味つけに使うと存在感があります。

市販の中濃ソース 1/4カップ

＋

a
- 酒……大さじ2
- みりん……大さじ1
- 砂糖・酢……各小さじ1

耐熱ボールにaを合わせ、ラップをかけずに電子レンジ（600W）で1分30秒加熱する。

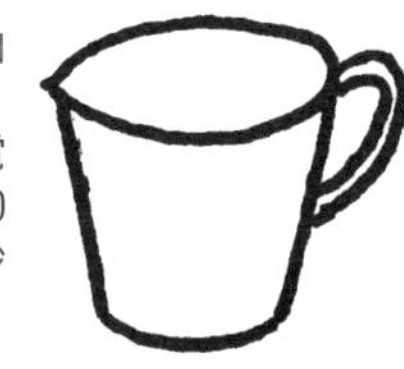

aの合計1/4カップ

自家製減塩中濃ソース

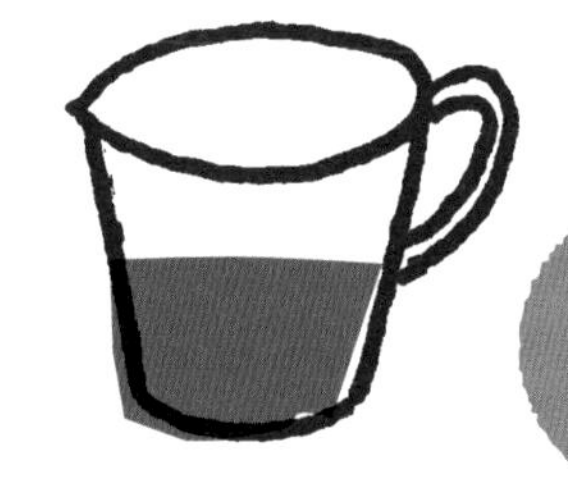

冷蔵庫で2週間保存可能

全量 1/2カップ（100mL）

170kcal　食塩相当量 **3.7g**

市販の中濃ソース		自家製減塩中濃ソース
食塩相当量 大さじ1 **1.1g**	Down	食塩相当量 大さじ1 **0.6g**

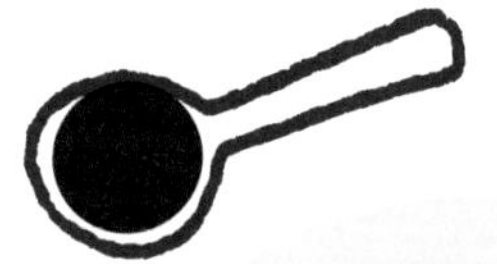

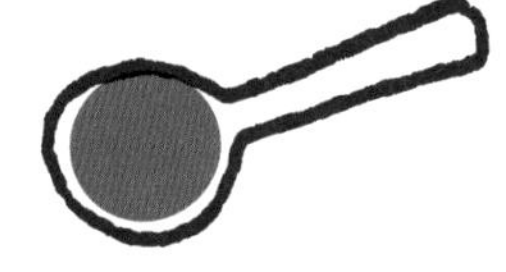

この減塩中濃ソースにそっと変えても、ぜんぜん気づかないかも!?

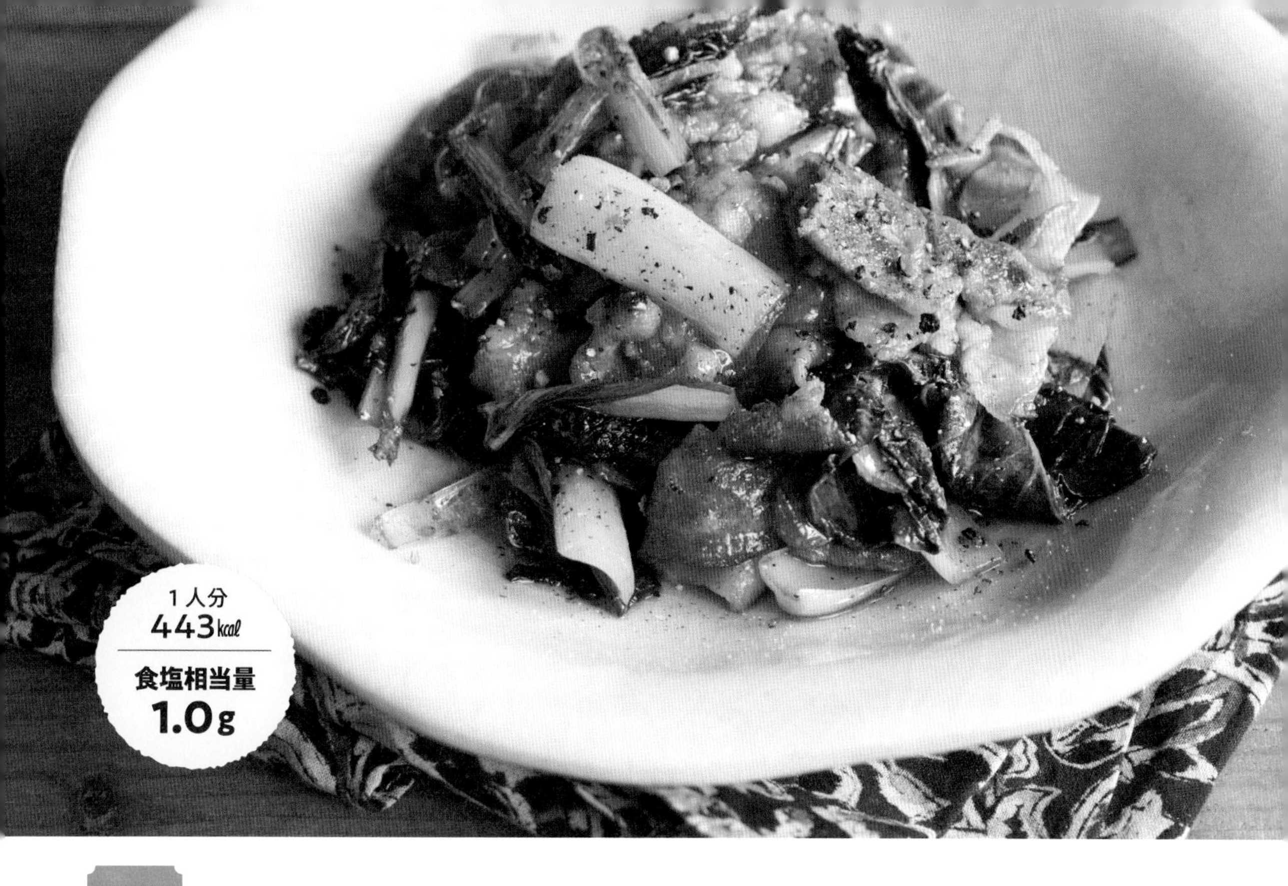

1人分
443kcal
食塩相当量
1.0g

主菜 小松菜をくたくたになるまでいためると
味を濃く感じやすくなります。

豚バラと小松菜のくたくたソースいため

材料／2人分

- 豚バラ薄切り肉……200g
- 塩……ミニスプーン1/2
- 小松菜……200g
- しょうがオイル（p.11参照）……小さじ1（3g）
- 自家製減塩中濃ソース……大さじ2
- あらびき黒こしょう……少量

作り方

1. 豚肉は5cm幅に切り、塩をもみ込む。小松菜は4cm長さに切る。
2. フライパンにしょうがオイルと豚肉を入れて中火にかけ、3分ほどいためる。小松菜を加えてさらに3分いため、減塩中濃ソースを加えてさらに1分ほどいためる。
3. 器に盛り、あらびき黒こしょうをふる。

男の減塩ポイント

1 肉に下味をしっかりつける
3 しょうがの香りをきかせる

組み合わせ例

例1 61ページ

汁物
いため玉ねぎのスープ
59kcal
食塩相当量
0.3g

合計 1食分／502kcal 食塩相当量 1.3g

例2 56ページ

副菜
アボカドとゆで卵のサラダ
259kcal
食塩相当量
0.4g

合計 1食分／702kcal 食塩相当量 1.4g

主菜

ヒレカツ

減塩ソースなので、ヒレカツにも野菜にもかけてOK！

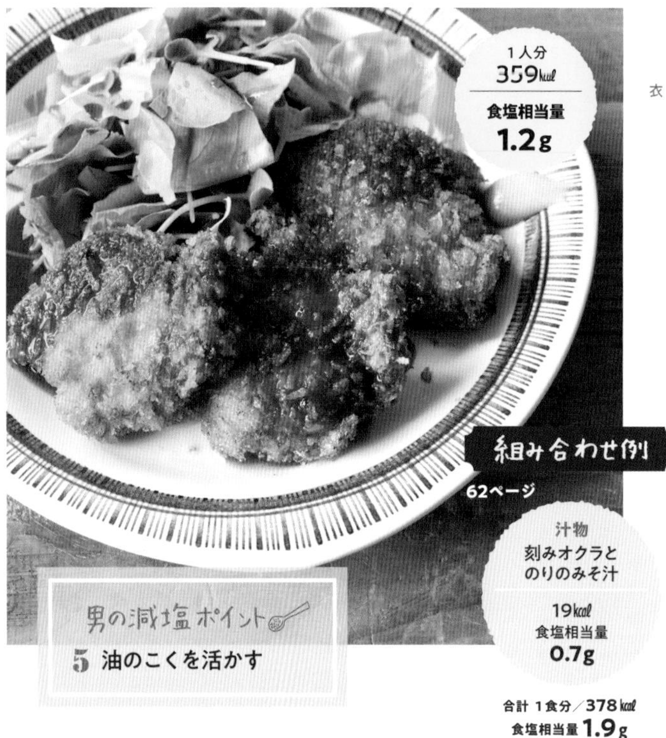

1人分 359kcal
食塩相当量 1.2g

組み合わせ例
62ページ
汁物
刻みオクラとのりのみそ汁
19kcal
食塩相当量 0.7g

男の減塩ポイント
5 油のこくを活かす

合計 1食分／378kcal
食塩相当量 1.9g

材料／2人分

- 豚ヒレ肉……200g
- 塩……ミニスプーン1/2
- こしょう……少量
- 衣
  - 小麦粉……大さじ1
  - とき卵……1/2個分
  - パン粉……1/2カップ
- 揚げ油……適量
- サラダ菜……1/2個（40g）
- 貝割れ菜……1/2パック（20g）
- 自家製減塩中濃ソース……大さじ2
- 練りがらし……適量

作り方

1. 豚肉は1cm厚さに切る。軽く手でつぶし、塩とこしょうをもみ込む。衣を小麦粉、とき卵、パン粉の順につける。
2. サラダ菜は3cm角に切り、貝割れ菜は根元を切り落とし、長さを2等分に切る。ともに水にさらし、水けをしっかりときる。
3. フライパンに揚げ油を深さ1cmほど入れて中火にかけ、1の豚肉を入れて3分揚げ焼きにし、裏返してさらに2分揚げ焼きにする。
4. 器に盛り、2を添える。練りがらしを添え、食べる直前に減塩中濃ソースをかける。

主菜

牛肉とまいたけのソース煮込み

スパイシーな煮込みも手軽に作れます。

材料／2人分

- 牛肩ロース薄切り肉……150g
- 小麦粉……大さじ1と1/2
- まいたけ……200g
- 玉ねぎ……1/2個（100g）
- にんにくオイル（p.11参照）……小さじ1（6g）
- オリーブ油……大さじ1
- 自家製減塩中濃ソース……大さじ3
- トマトケチャップ……大さじ1
- バター（食塩使用）……10g
- こしょう……少量
- ごはん……150g

作り方

1. 牛肉は食べやすい大きさに切り、小麦粉をまぶす。まいたけは手でさく。玉ねぎは縦に薄切りにする。
2. フライパンに玉ねぎ、にんにくオイル、オリーブ油を入れて中火にかけ、2分いためる。牛肉とまいたけを加えて2分ほどいため、減塩中濃ソースとケチャップを加えてさらに1分ほどいためる。
3. 水1カップを加え、ときどき混ぜながら3分ほど煮る。全体にとろみが出てきたら、バターとこしょうを加えてひと煮する。器にごはんを盛り、かける。

男の減塩ポイント
2 粉をまぶして味をまとわせる
5 バターのうま味を活かす

1人分 802kcal
食塩相当量 1.4g

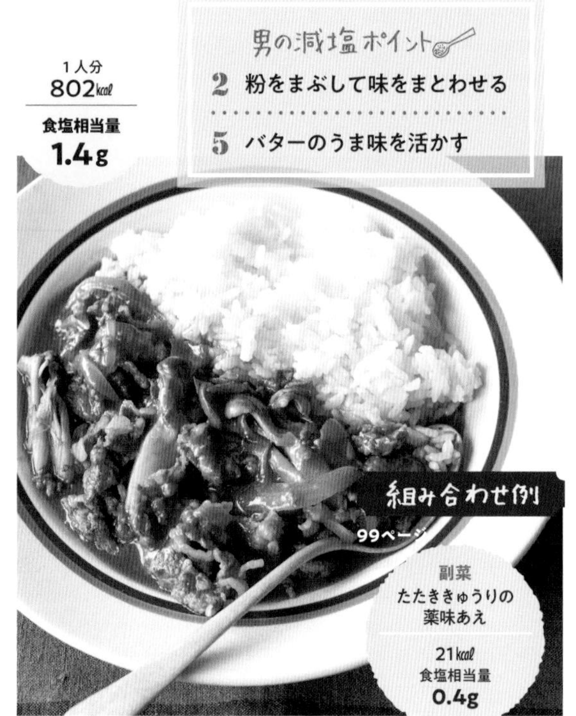

組み合わせ例
99ページ
副菜
たたききゅうりの薬味あえ
21kcal
食塩相当量 0.4g

合計 1食分／823kcal
食塩相当量 1.8g

2品でととのえる減塩献立

毎日続けるために
肩の力を抜いて作れる献立に！

「主菜」＋「副菜または汁物」を組み合わせた2品献立を紹介します。
これに「主食」のごはんを組み合わせて献立が完成。
減塩を成功させるには、無理せずに続けることがたいせつです。
ですから、減塩料理も2品だけと思えば、
作るのに少し気が楽になりませんか。
1日のエネルギー量は、1600～1800kcal、食塩相当量は
6g以下という設定で、1献立の食塩相当量は2.5g以下としています。
野菜やきのこ、海藻類も、1日350gとることを設定して
2品合わせてたっぷりととれるようにしています。

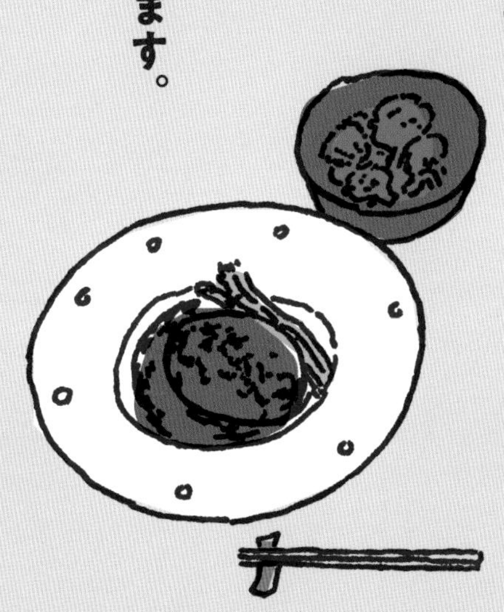

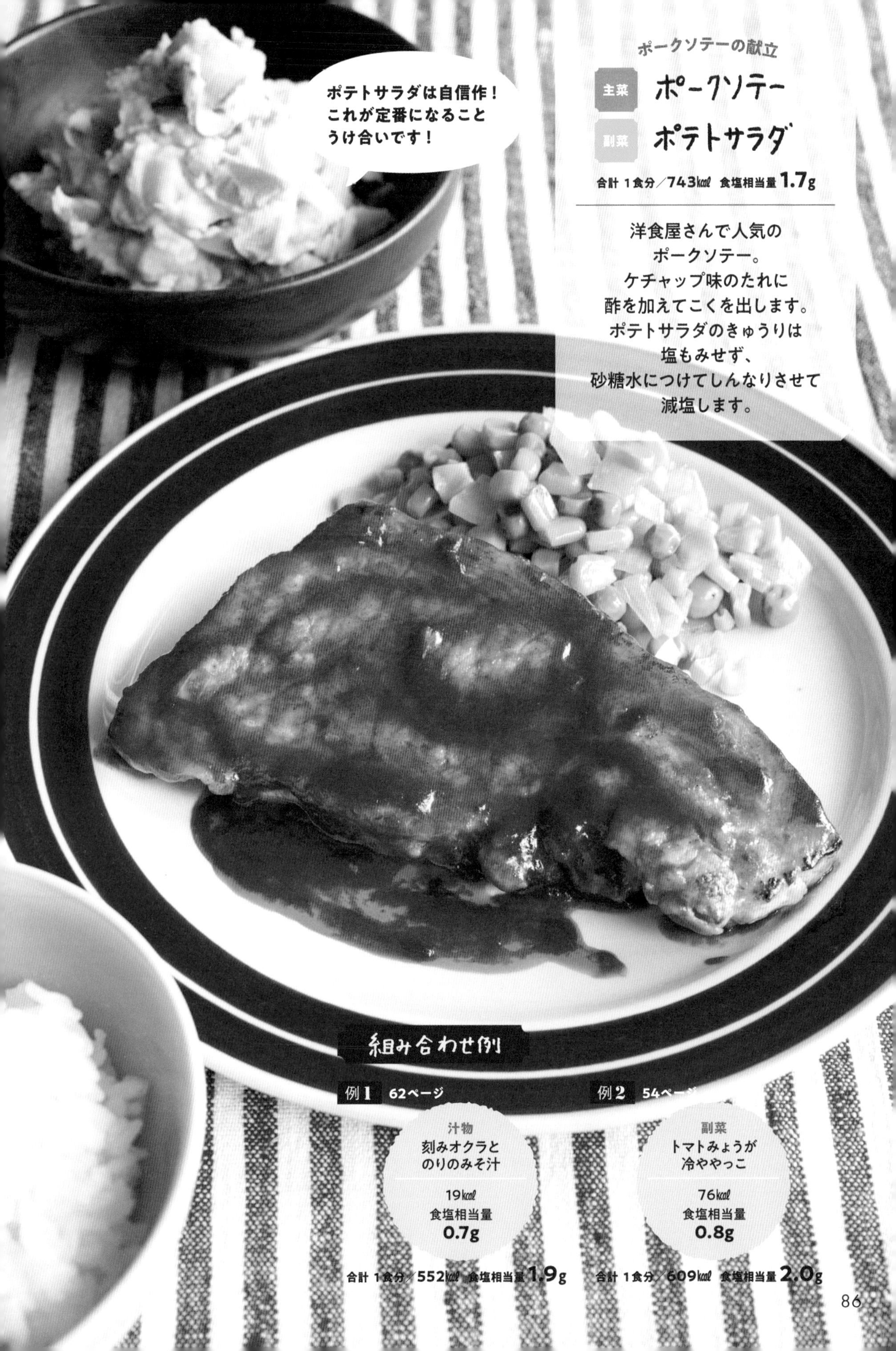

ポテトサラダは自信作！
これが定番になること
うけ合いです！

ポークソテーの献立

主菜 ポークソテー

副菜 ポテトサラダ

合計 1食分／743kcal 食塩相当量 1.7g

洋食屋さんで人気の
ポークソテー。
ケチャップ味のたれに
酢を加えてこくを出します。
ポテトサラダのきゅうりは
塩もみせず、
砂糖水につけてしんなりさせて
減塩します。

組み合わせ例

例1 62ページ

汁物
刻みオクラと
のりのみそ汁

19kcal
食塩相当量
0.7g

合計 1食分／552kcal 食塩相当量 1.9g

例2 54ページ

副菜
トマトみょうが
冷ややっこ

76kcal
食塩相当量
0.8g

合計 1食分／609kcal 食塩相当量 2.0g

1人分
533kcal
食塩相当量
1.2g

ポークソテー

酢を加えたケチャップだれはこくが出て、肉との相性抜群です。

材料／2人分

- 豚ロース豚カツ用肉……2枚（250g）
- 塩……ミニスプーン1/2
- こしょう……少量
- 小麦粉……小さじ1〜2
- サラダ油……大さじ1
- a
  - トマトケチャップ……大さじ1と1/2
  - ウスターソース・酢・みりん……各小さじ1
- 玉ねぎ……1/4個（50g）
- グリーンピース（冷凍）……50g
- ホールコーン（冷凍）……100g
- バター（食塩使用）……10g

男の減塩ポイント

1　下味をしっかりつける

6　酢や酸味でこくをプラス

作り方

1 豚肉は脂肪と赤身の間に切り込みを5〜6か所入れて筋を切る。塩とこしょうをふり、小麦粉をまぶす。玉ねぎは1cm角に切る。

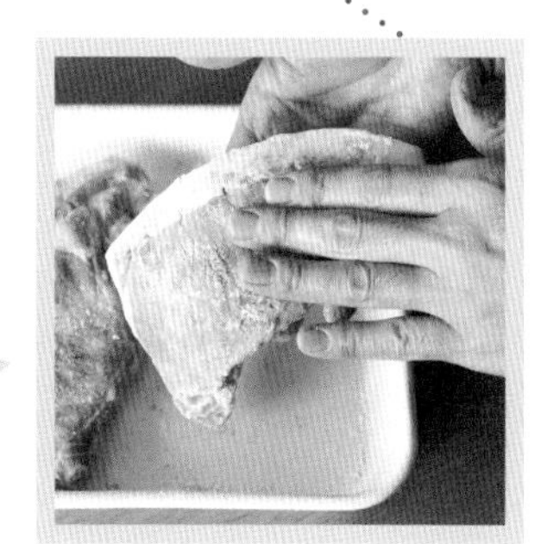

減塩のコツ！
肉が厚めの場合は、加熱前に粉をまぶすほうがむらなくつき、たれを全体にからめることができます。

2 フライパンにサラダ油半量とバターを入れて中火にかけ、1の玉ねぎ、グリーンピース、コーンを3分ほどいためて器に盛る。

3 残りの油を足し、1の豚肉を並べて弱火で2分焼き、裏返してさらに1分焼く。aを加えてとろみがつくまで中火で1分ほど煮からめる。2の器に盛り合わせる。

1人分
210kcal
食塩相当量
0.5g

ポテトサラダ

ヨーグルトを加えてマヨネーズの量を控えます。

材料／2人分

- じゃが芋……2個（300g）
- 玉ねぎ……1/4個（50g）
- にんじん……30g
- きゅうり……1/2本（50g）
- a
  - 砂糖……小さじ1/2
  - 水……大さじ1
- b
  - 酢……大さじ1
  - 砂糖……小さじ1/2
- c
  - プレーンヨーグルト……大さじ2
  - マヨネーズ……大さじ1と1/2
  - 塩……ミニスプーン1/2
  - こしょう……少量

男の減塩ポイント

6　ヨーグルトでこくをプラス

作り方

1 じゃが芋は皮をむいて3cm角に切って水に5分ほどさらす。玉ねぎは繊維に沿って薄切りにする。にんじんは皮をむいて薄い半月切りにする。きゅうりは薄い小口切りにしてボールに入れ、aを加えて混ぜる。しんなりとなったら、しっかり水けを絞る。

減塩のコツ！
きゅうりは砂糖水につけてしんなりさせます。

2 なべに1のじゃが芋を入れ、かぶるくらいの水を加えて中火にかける。沸騰したら弱火にして、ふたをして10〜15分ゆでる。じゃが芋に火が通ったらざるにあげて水けをきり、なべに戻す。再び中火にかけてなべを揺すりながら水けをとばし、1の玉ねぎとにんじんを加えてしんなりとなるまで1分ほど加熱する。

3 bを加えて混ぜ、あら熱をとる。1のきゅうりとcを加えて混ぜ合わせる。

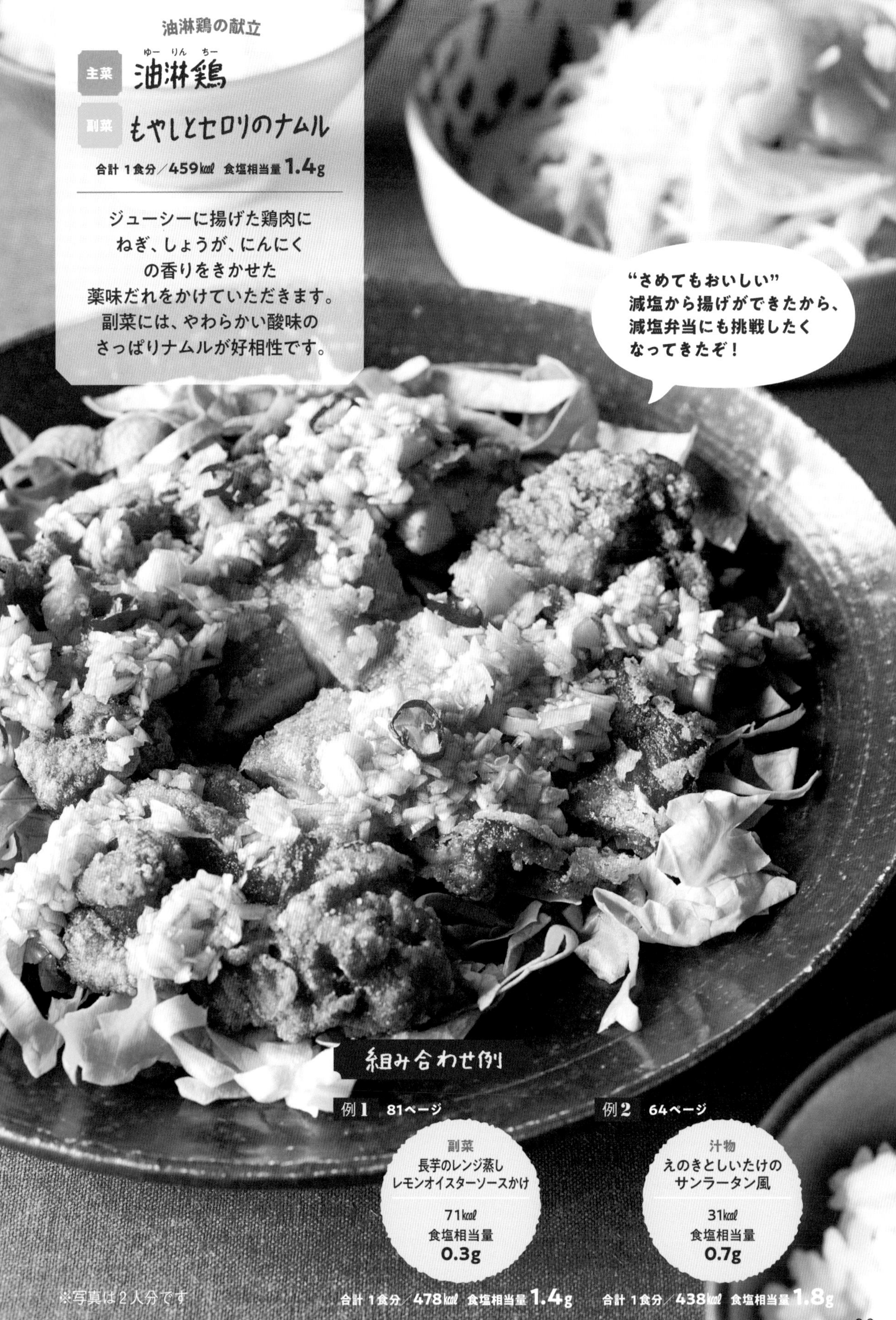

油淋鶏の献立

主菜 油淋鶏（ゆーりんちー）

副菜 もやしとセロリのナムル

合計 1食分／459kcal 食塩相当量 1.4g

ジューシーに揚げた鶏肉に
ねぎ、しょうが、にんにく
の香りをきかせた
薬味だれをかけていただきます。
副菜には、やわらかい酸味の
さっぱりナムルが好相性です。

“さめてもおいしい”
減塩から揚げができたから、
減塩弁当にも挑戦したく
なってきたぞ！

組み合わせ例

例1 81ページ

副菜
長芋のレンジ蒸し
レモンオイスターソースかけ
71kcal
食塩相当量
0.3g

合計 1食分／478kcal 食塩相当量 1.4g

例2 64ページ

汁物
えのきとしいたけの
サンラータン風
31kcal
食塩相当量
0.7g

合計 1食分／438kcal 食塩相当量 1.8g

※写真は２人分です

1人分
407kcal
食塩相当量
1.1g

油淋鶏

薬味に、まず砂糖をまぶすと うま味たっぷりのたれに仕上がります！

材料／2人分

- 鶏もも肉……1枚（250g）
- 塩……ミニスプーン1/4
- 酒……大さじ1/2
- こしょう……少量
- かたくり粉……大さじ3
- 揚げ油……適量
- a
  - ねぎ（みじん切り）……30g
  - しょうが（みじん切り）……10g
  - にんにく（みじん切り）……5g
  - 砂糖……大さじ1
- b
  - 赤とうがらし（小口切り）……1/2本
  - 酢……大さじ1
  - しょうゆ……大さじ1/2
  - 塩……ミニスプーン1/4
- サラダ菜……1/2個（40g）

男の減塩ポイント

1 鶏肉に下味をしっかりつける

3 香味野菜を活用する

5 油のこくを活かす

作り方

1 鶏肉は厚みが均一になるように包丁で切り込みを入れて開く。塩、酒、こしょうの順にまぶし、5分おく。

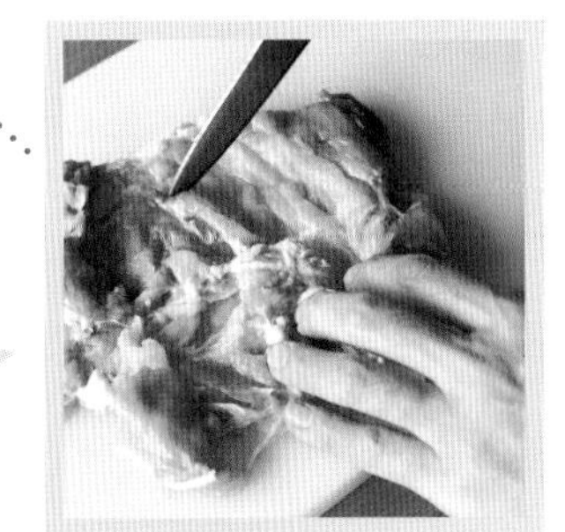

減塩のコツ！
鶏肉の厚みを均一にすると下味がむらなくつき、また、衣も薄くつけることができます。

2 ボールにaの材料を入れて混ぜ合わせる。ねぎが少ししんなりとなったらbを加えて5分ほどおく。

3 1の鶏肉にかたくり粉をまぶす。直径26cmのフライパンに油を深さ1cmほど注いで中温（170～180℃）に熱する。鶏肉を皮目を下にして入れて3分ほど揚げ、上下を返してさらに3分揚げる。とり出して油をきり、1分ほどおく。食べやすい大きさに切る。

4 サラダ菜を細切りにして器に敷き、3の油淋鶏を盛って2をかける。

1人分
52kcal
食塩相当量
0.3g

もやしとセロリのナムル

適度に歯ごたえを残すと 野菜の香りをより感じやすい！

材料／2人分

- もやし……100g
- セロリ……1本（100g）
- ごま油……小さじ2
- 塩……ミニスプーン1/2
- 酢……小さじ1/2

男の減塩ポイント

5 ごま油のこくと香りを活かす

6 酢でこくをプラス

作り方

1 もやしはさっと水で洗い、水けをきる。セロリは斜め薄切りにする。

2 耐熱皿に1のもやしとセロリを入れてふんわりとラップをかけ、電子レンジ（600W）で3分加熱する。ざるに広げて、水けを軽くとばす。

3 ボールに入れてごま油を加え混ぜ、塩、酢の順にからめる。

減塩のコツ！
香りのよいごま油を先に加えるのがポイント。ごま油で野菜をコーティングしたあとに塩と酢をからめると、味が均一になじみますよ！

肉豆腐 カレー風味の献立

主菜 **肉豆腐 カレー風味**

副菜 **青菜とにんじんの塩おかかいため**

合計 1食分／518㎉ 食塩相当量 **2.5g**

ねぎは香ばしく焼きつけると甘味が増し、牛肉との相性も抜群です。カレー粉の香りが食欲をそそります。緑黄色野菜のおかずを組み合わせれば栄養バランス満点になります。

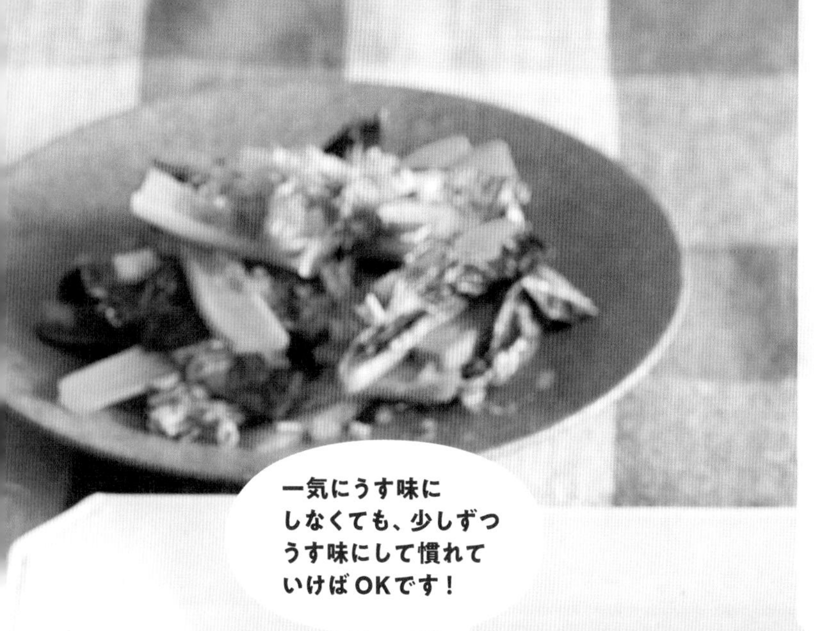

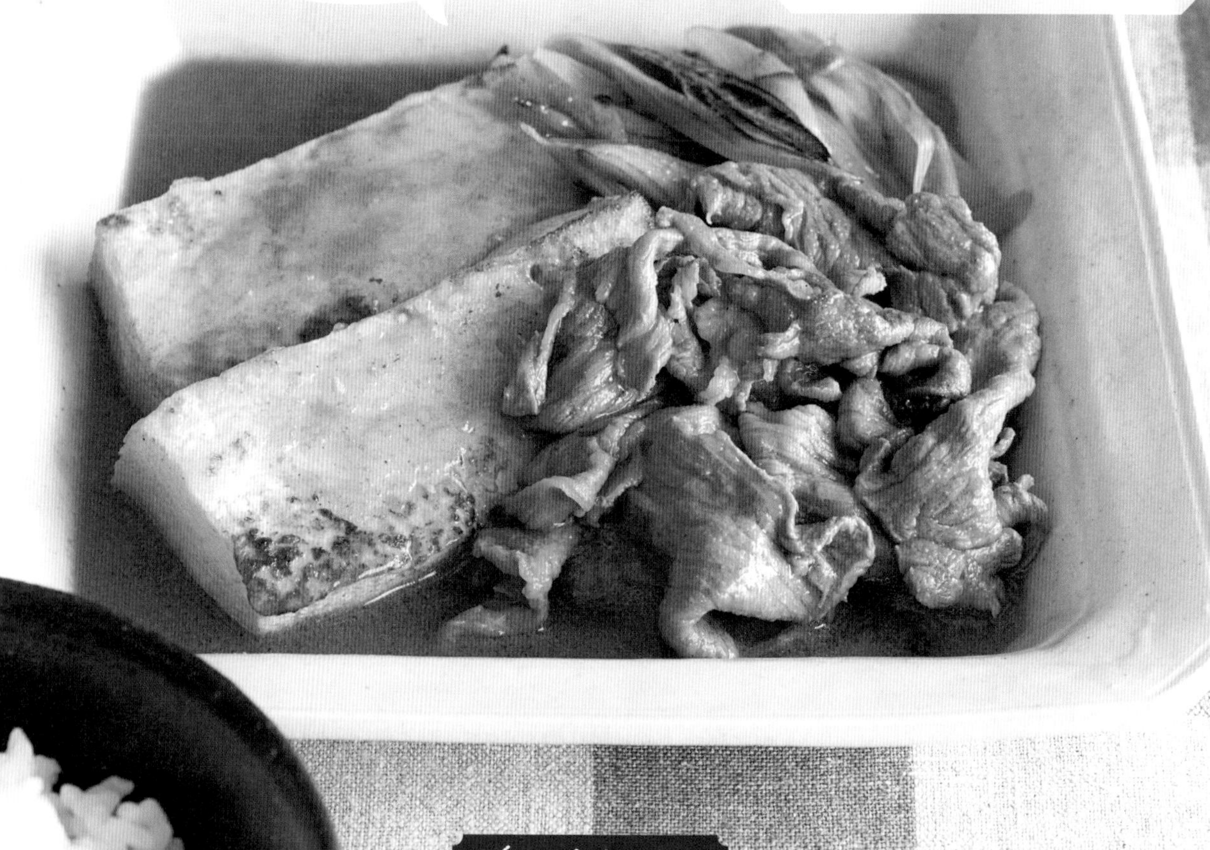

一気にうす味にしなくても、少しずつうす味にして慣れていけばOKです！

組み合わせ例

例1 53ページ

副菜
きゅうりのピリ辛あえ
85㎉
食塩相当量
0.3g

合計 1食分／526㎉ 食塩相当量 **2.3g**

例2 53ページ

副菜
レタスときゅうりのごまナムル
109㎉
食塩相当量
0.2g

合計 1食分／550㎉ 食塩相当量 **2.2g**

1人分
441kcal
食塩相当量
2.0g

肉豆腐 カレー風味

カレー粉は減塩の最強アイテム。塩分を控えても満足感が得られます。

材料／2人分

- もめん豆腐……350g
- かたくり粉……小さじ2
- 牛切り落とし肉……150g
- 塩……ミニスプーン1/2
- 長ねぎ……1本（100g）
- サラダ油……大さじ1/2
- カレー粉……小さじ1
- a
  - だし……1カップ
  - しょうゆ・酒……各大さじ1
  - 砂糖……大さじ1/2

作り方

1 豆腐は縦4等分に切る。キッチンペーパーを敷いた耐熱皿に並べ、さらにキッチンペーパーをのせる。ふんわりとラップをかけて電子レンジ（600W）で2分加熱する。水けをふき、片面にかたくり粉をまぶす。長ねぎは斜め切りにする。

2 牛肉は食べやすい大きさに切り、塩をふってもみ込んで下味をつける。

3 フライパンに油を入れて中火にかけ、1のねぎと豆腐（かたくり粉をつけた面を下にする）を並べ、中火で2分、裏返してさらに2分ほど焼く。カレー粉をふって香りが立ったらaを加えて5分ほど煮る。

4 2の牛肉を加えて1分ほど煮て、肉の色が変わったら火を消し、そのままあら熱がとれるまでさます。食べるときに再び温め、器に盛る。

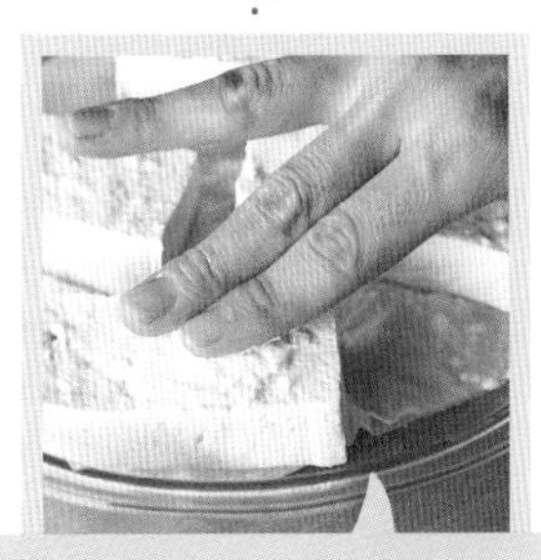

減塩のコツ！
豆腐の水けをふけば味がうすまる心配なし！
かたくり粉をまぶして煮汁にとろみをつけると、味がよくからみます。

男の減塩ポイント
2 粉をまぶし味をまとわせる
3 香味野菜やスパイスを活用する

1人分
77kcal
食塩相当量
0.5g

青菜とにんじんの塩おかかいため

野菜のシャキシャキ感を残すと噛むたびに味や香りを楽しめます。

材料／2人分

- 小松菜……100g
- にんじん……50g
- サラダ油……大さじ1
- 塩……ミニスプーン1
- 酢……小さじ1
- 削りガツオ……3g

男の減塩ポイント
4 削りガツオでうまみをプラス
6 酢でこくをプラス

作り方

1 小松菜は4cm長さに切る。にんじんは皮をむいて短冊切りにする。

減塩のコツ！
油に塩を入れると、野菜に均一に塩味がまわります。また、酢を少し加えるとうま味がアップ！ 酸味は加熱するととぶので、すっぱくはなりません。

2 フライパンにサラダ油と塩を入れて中火にかけ、にんじん、小松菜の太い茎の部分を加えて強火で1分ほどいためる。酢を加え、酢の香りが少しとんだら残りの小松菜を加えてしんなりとなるまで30秒ほどいためる。

3 器に盛り、削りガツオをふる。

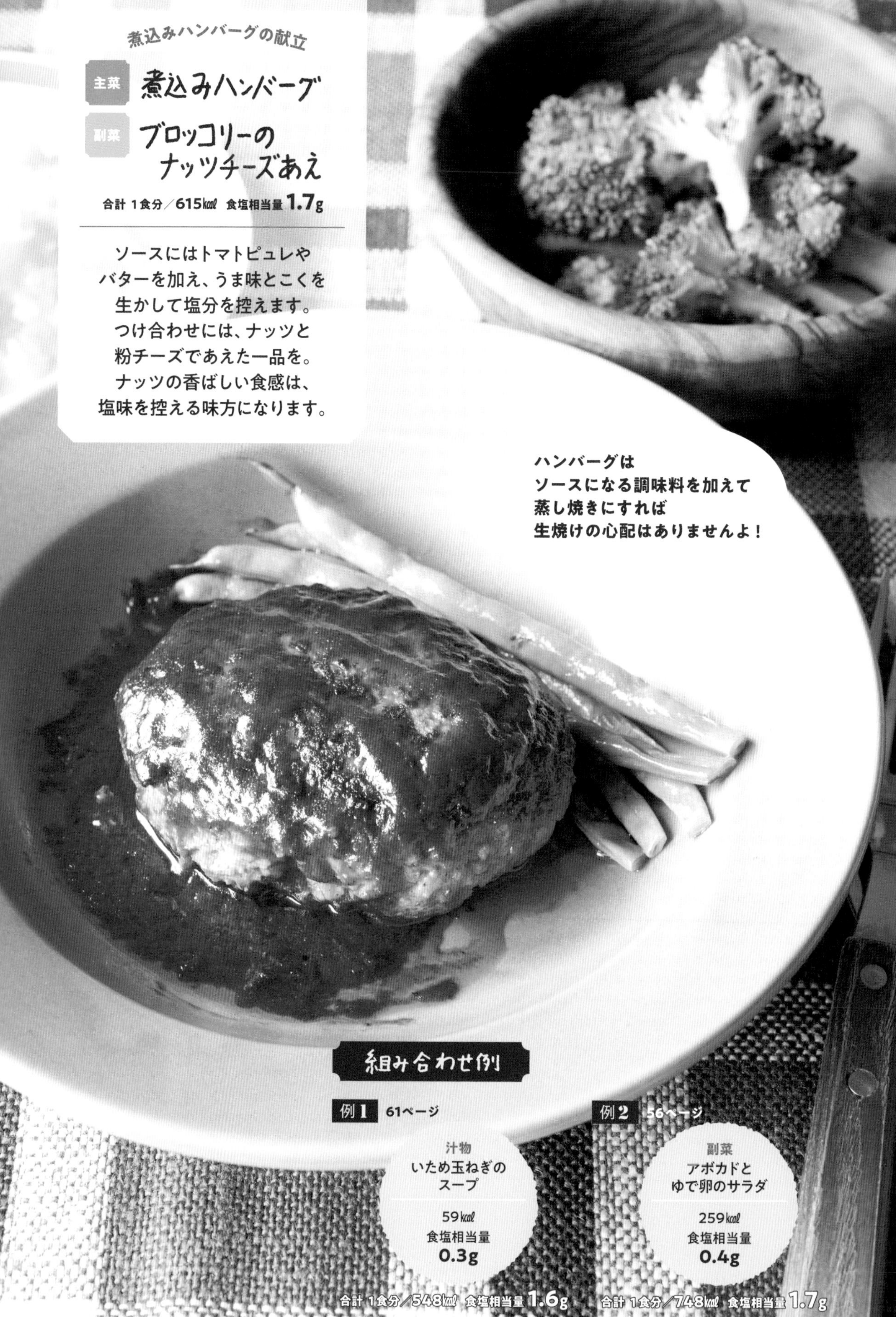

煮込みハンバーグの献立

主菜 煮込みハンバーグ
副菜 ブロッコリーのナッツチーズあえ

合計 1食分／615㎉ 食塩相当量 **1.7g**

ソースにはトマトピュレや
バターを加え、うま味とこくを
生かして塩分を控えます。
つけ合わせには、ナッツと
粉チーズであえた一品を。
ナッツの香ばしい食感は、
塩味を控える味方になります。

**ハンバーグは
ソースになる調味料を加えて
蒸し焼きにすれば
生焼けの心配はありませんよ！**

組み合わせ例

例1 61ページ

汁物
いため玉ねぎのスープ
59㎉
食塩相当量
0.3g

合計 1食分／548㎉ 食塩相当量 **1.6g**

例2 56ページ

副菜
アボカドとゆで卵のサラダ
259㎉
食塩相当量
0.4g

合計 1食分／748㎉ 食塩相当量 **1.7g**

1人分
489kcal
食塩相当量
1.3g

煮込みハンバーグ

洋食屋さんの王道メニューも
甘めのこってりソースで減塩できます。

材料／2人分

- 牛豚ひき肉※……250g
- 塩……ミニスプーン1/2
- こしょう……少量
- 玉ねぎ（みじん切り）……1/2個（100g）
- パン粉……1/2カップ（20g）
- とき卵……1/2個分（25g）
- サラダ油……小さじ1
- a トマトピュレ……大さじ2（36g）
- a 中濃ソース……大さじ1/2
- a みりん……大さじ1
- a 塩……ミニスプーン1/2
- a 水……3/4カップ
- バター（食塩使用）……10g
- さやいんげん……50g

※牛ひき肉7：豚ひき肉3の割合のもの。
※82ページの自家製減塩中濃ソースにすると約0.1g減塩できます。

男の減塩ポイント
4 トマトのうま味を活かす
5 バターでこくをプラス

作り方

1 ボールにひき肉、塩とこしょうを入れて粘りが出るまで練る。玉ねぎ、パン粉、とき卵を加えて混ぜ、2等分して長円形に成形する。

2 フライパンに油を熱し、1を並べて中央にくぼみをつける。ふたをして中火にかけ、3分ほど蒸し焼きにし、裏返してさらに2分蒸し焼きにする。aを加えて4分ほど煮つめ、バターを加えて合わせ、全体にからめる。

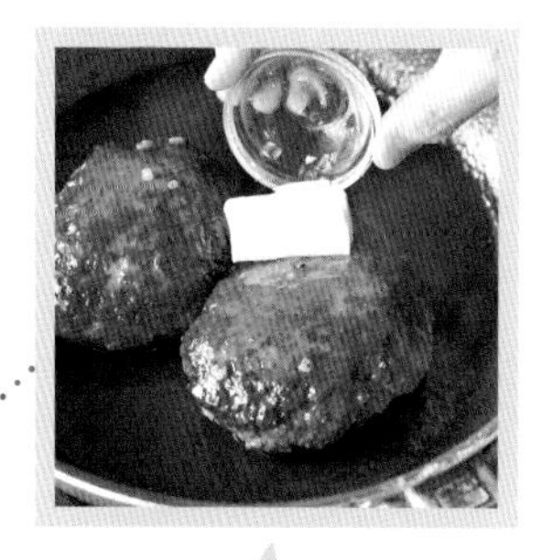

減塩のコツ！
ソースを煮つめたところにバターを加えると、こくが増します。

3 いんげんはへた側を切り除いて耐熱皿に並べ、ふんわりとラップをかけて電子レンジ（600W）で2分30秒ほど加熱する。

4 器に2のハンバーグを盛ってフライパンに残ったソースをかけ、3のいんげんを添える。

1人分
126kcal
食塩相当量
0.4g

ブロッコリーのナッツチーズあえ

ナッツの歯ごたえが
味のアクセントになります。

材料／2人分

- ブロッコリー……200g
- ローストアーモンド（食塩不使用）……20g
- a 粉チーズ……大さじ1（6g）
- a 塩……ミニスプーン1/2
- a オリーブ油……小さじ1

男の減塩ポイント
4 粉チーズのうま味を活かす

作り方

1 ブロッコリーは小房に分けて耐熱皿に並べ、ふんわりとラップをかけて電子レンジ（600W）で3分加熱する。ざるに広げてさめるまでおく。

減塩のコツ！
加熱後のブロッコリーをざるに広げるのは、余分な水分をきることで味がうすまらないようにするためのコツです！

2 アーモンドはみじん切りにしてボールに入れ、aを加えて混ぜる。1のブロッコリーを加えて全体をよく混ぜる。

カジキが手に
入らなければ、
マグロの赤身やサケでも
おいしく作れますよ！

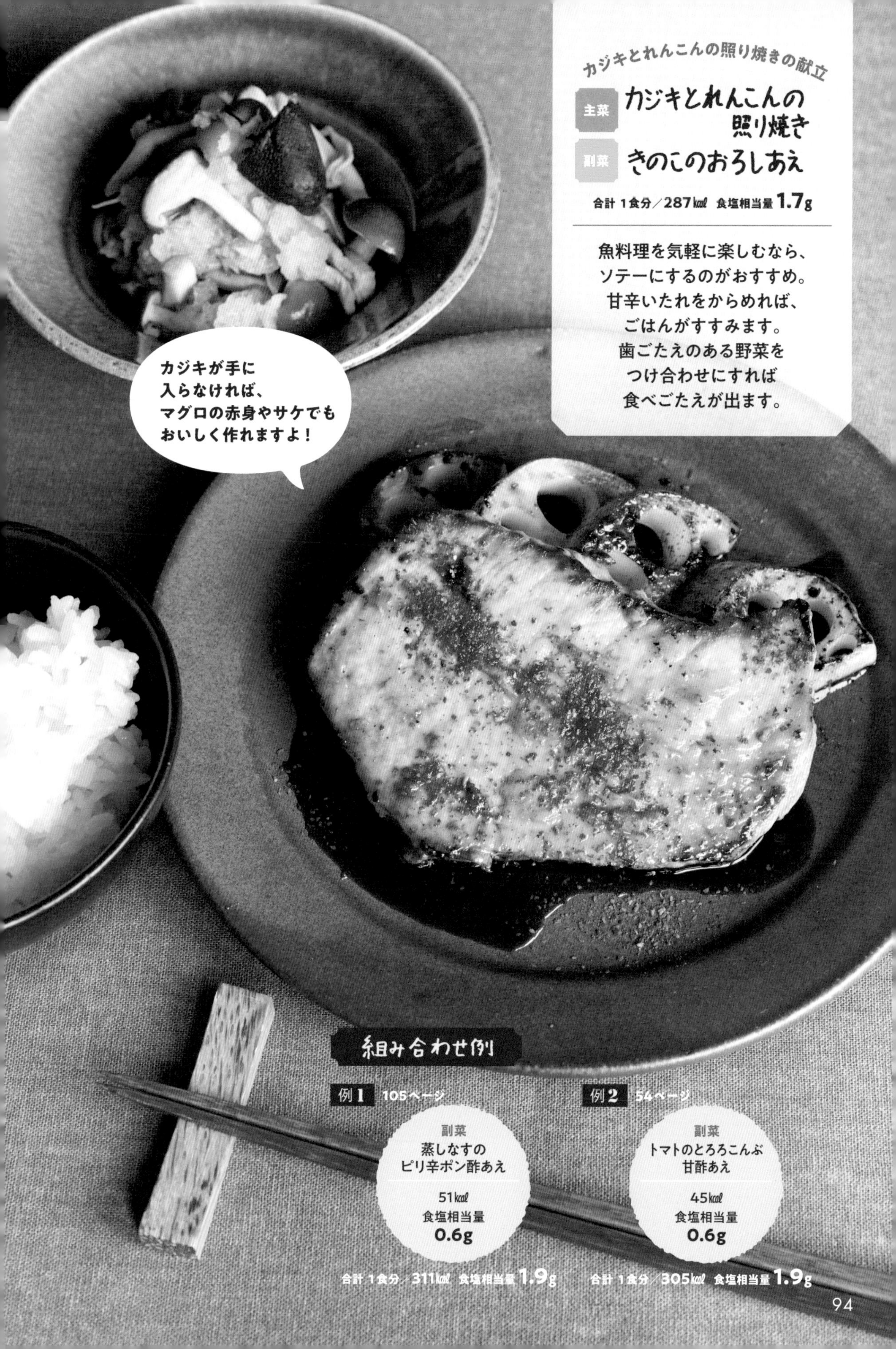

カジキとれんこんの照り焼きの献立

主菜 カジキとれんこんの照り焼き
副菜 きのこのおろしあえ

合計 1食分／287㎉ 食塩相当量 **1.7g**

魚料理を気軽に楽しむなら、
ソテーにするのがおすすめ。
甘辛いたれをからめれば、
ごはんがすすみます。
歯ごたえのある野菜を
つけ合わせにすれば
食べごたえが出ます。

組み合わせ例

例1 105ページ

副菜
蒸しなすの
ピリ辛ポン酢あえ

51㎉
食塩相当量
0.6g

合計 1食分／311㎉ 食塩相当量 **1.9g**

例2 54ページ

副菜
トマトのとろろこんぶ
甘酢あえ

45㎉
食塩相当量
0.6g

合計 1食分／305㎉ 食塩相当量 **1.9g**

1人分
260kcal
食塩相当量
1.3g

カジキとれんこんの照り焼き

魚に小麦粉をまぶしておくと、
たれがしっかりからみます。

材料／2人分

- メカジキ……2切れ（200g）
- 酒……小さじ1/2
- 塩……ミニスプーン1/2
- 小麦粉……小さじ2
- れんこん……小1節（150g）
- サラダ油……小さじ1
- a しょうゆ……小さじ2
- a みりん……大さじ1と1/2
- a 砂糖……小さじ1
- 一味とうがらし……少量

男の減塩ポイント

1 下味をしっかりつける

2 粉をまぶして味をまとわせる

3 一味とうがらしをきかせる

作り方

1 メカジキはキッチンペーパーで汁けをふきとり、酒と塩をふって小麦粉をまぶす。れんこんは1cm厚さの半月切りにし、水に5分ほどさらし、水けをふきとる。

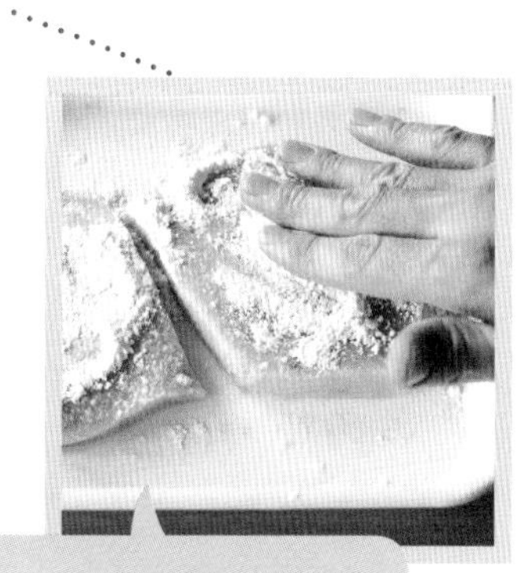

減塩のコツ！
酒と塩を全体にふってから小麦粉をまぶすと、膜ができてたれがよくからみます。

2 フライパンに油を中火で熱し、1のメカジキとれんこんを並べてふたをして3分ほど蒸し焼きにする。裏返し、ふたをせずにさらに3分焼く。

3 フライパンの余分な油をキッチンペーパーでふきとり、混ぜ合わせたaを加え、汁けがほとんどなくなるまで煮からめる。

4 器に盛り、一味とうがらしをふる。

1人分
27kcal
食塩相当量
0.4g

きのこのおろしあえ

おろし大根をさっと洗って
辛味を落とすのがポイント。

材料／2人分

- しめじ類……100g
- 生しいたけ……4枚
- 大根……100g
- ポン酢しょうゆ（市販品）※……小さじ2

※70ページの自家製減塩ポン酢しょうゆにすると約0.2g減塩できます。

男の減塩ポイント

6 ポン酢しょうゆで酸味をきかせる

作り方

1 きのこはそれぞれ石づきを除く。しめじはほぐし、しいたけは1cm幅に切る。ともに耐熱皿に並べ、ふんわりとラップをかけて電子レンジ（600W）で2分加熱する。

2 大根は皮をむいてすりおろし、ざるに入れる。さっと水をかけてひと混ぜし、しっかり手で水けを絞る。

減塩のコツ！
おろし大根は特有の辛味をとることで、大根の甘味が引き立ち、うす味でも満足できます！

3 2の大根と1のきのこを混ぜ合わせて器に盛り、食べる直前にポン酢しょうゆをかける。

サバのねぎみそ煮の献立

主菜 サバのねぎみそ煮

副菜 にんじんの白あえ

合計 1食分／387kcal 食塩相当量 **2.5g**

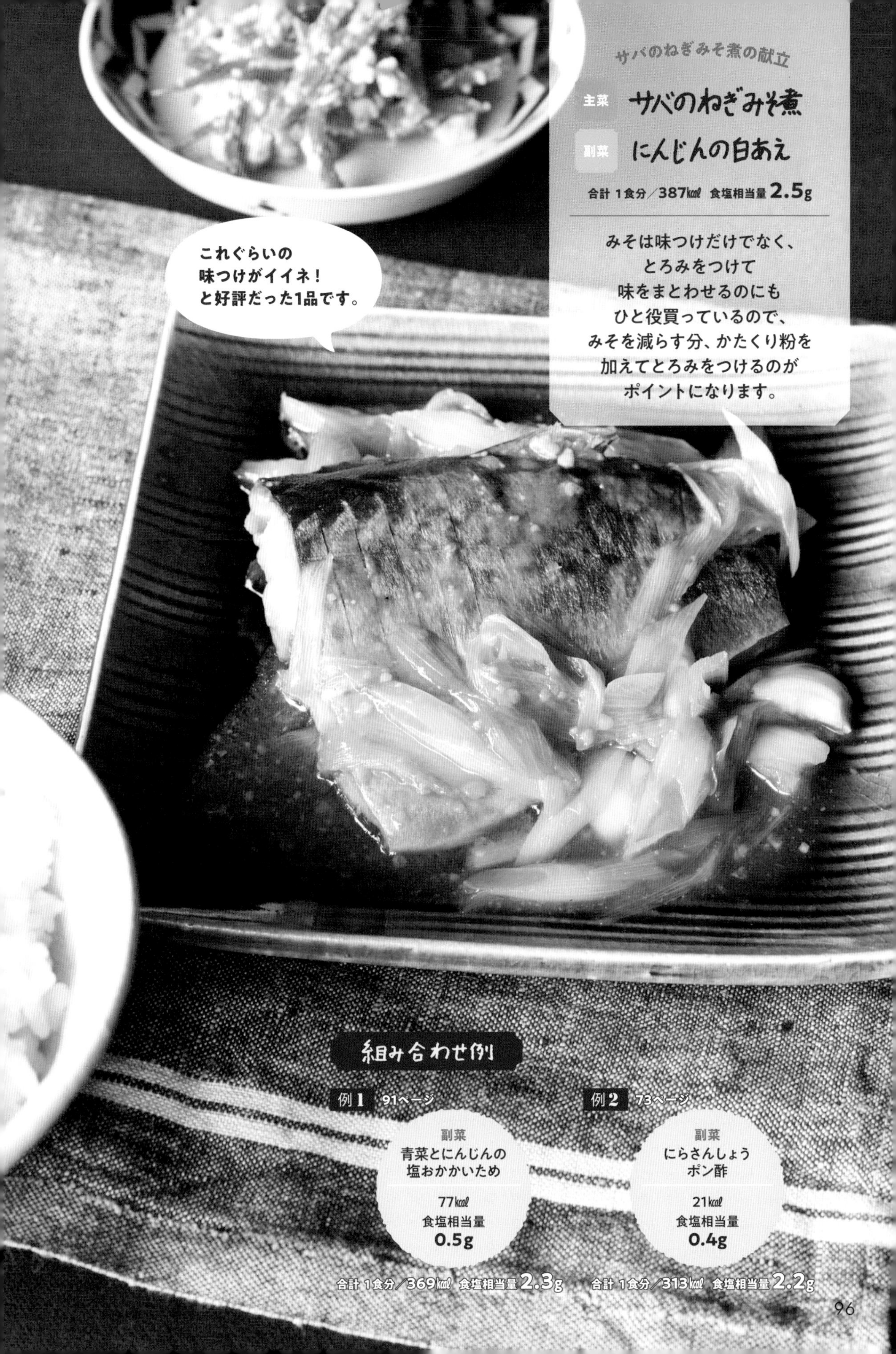

みそは味つけだけでなく、
とろみをつけて
味をまとわせるのにも
ひと役買っているので、
みそを減らす分、かたくり粉を
加えてとろみをつけるのが
ポイントになります。

これぐらいの
味つけがイイネ！
と好評だった1品です。

組み合わせ例

例1 91ページ

副菜
青菜とにんじんの
塩おかかいため

77kcal
食塩相当量
0.5g

合計 1食分／369kcal 食塩相当量 **2.3g**

例2 73ページ

副菜
にらさんしょう
ポン酢

21kcal
食塩相当量
0.4g

合計 1食分／313kcal 食塩相当量 **2.2g**

1人分
292kcal
食塩相当量
1.8g

サバのねぎみそ煮

煮汁を含んでくたくたになったねぎをからめて召し上がれ！

材料／2人分

	サバ	半身1枚（150g）
	かたくり粉	小さじ1
	長ねぎ	大1本（150g）
	にんにく	1かけ
a	水	1カップ
a	酒・みりん	各大さじ3
a	みそ・砂糖	各大さじ1
a	酢	大さじ1/2
a	しょうゆ	小さじ1

作り方

1 サバは2等分に切り、皮目に5㎜間隔の浅い切り目を入れ、かたくり粉をまぶす。長ねぎは斜め薄切りにする。にんにくは包丁の腹でつぶす。

2 フライパンにaを入れて中火にかけ、ひと煮立ちしたら1のサバ、ねぎ、にんにくを加え、落としぶたをして5分ほど煮る。ねぎをサバの上にのせて、さらに2〜3分煮る。火を消して一度さまし、食べるときに再び温めてから盛る。

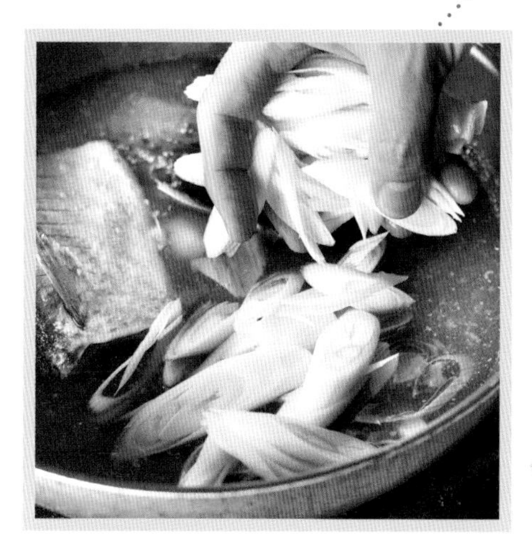

男の減塩ポイント

2 粉をまぶして味をまとわせる

3 香味野菜を活用する

減塩のコツ！
旬のねぎは甘味があり、にんにくも入れることで、煮汁をより奥行きのある味わいにします。

1人分
95kcal
食塩相当量
0.7g

にんじんの白あえ

うま味と塩味を一度にプラス。塩こんぶが味の決め手に！

材料／2人分

	にんじん	2/3本（100g）
a	絹ごし豆腐	1/3丁（100g）
a	すり白ごま	大さじ2
a	砂糖	小さじ2
a	塩	ミニスプーン1
	塩こんぶ	ひとつまみ（2g）

男の減塩ポイント

4 塩こんぶでうま味をプラス

作り方

1 にんじんは皮をむいてせん切りにする。耐熱皿に平らに並べ、ふんわりとラップをかけて電子レンジ（600W）で3分加熱する。塩こんぶはみじん切りにする。

減塩のコツ！
塩こんぶは塩分が多いので少量でOK！　みじん切りにすると全体に味が行きわたります。

2 ボールにaを入れて混ぜ、1のにんじんを加えてあえる。器に盛り、塩こんぶをのせる。全体を混ぜて食べる。

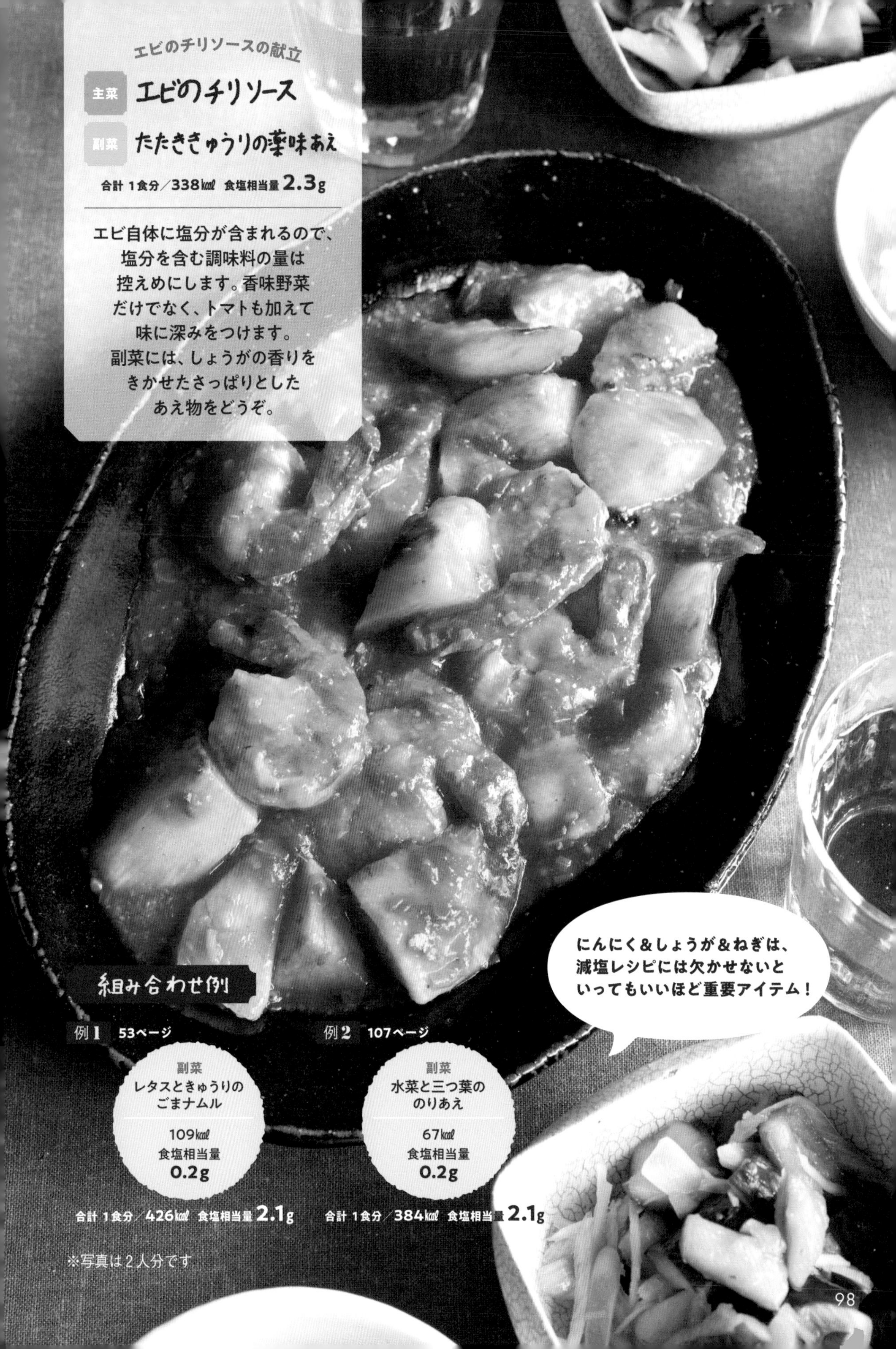

エビのチリソースの献立

主菜 エビのチリソース

副菜 たたききゅうりの薬味あえ

合計 1食分／338kcal 食塩相当量 2.3g

エビ自体に塩分が含まれるので、
塩分を含む調味料の量は
控えめにします。香味野菜
だけでなく、トマトも加えて
味に深みをつけます。
副菜には、しょうがの香りを
きかせたさっぱりとした
あえ物をどうぞ。

にんにく＆しょうが＆ねぎは、
減塩レシピには欠かせないと
いってもいいほど重要アイテム！

組み合わせ例

例1 53ページ

副菜
レタスときゅうりのごまナムル
109kcal
食塩相当量
0.2g

合計 1食分／426kcal 食塩相当量 2.1g

例2 107ページ

副菜
水菜と三つ葉ののりあえ
67kcal
食塩相当量
0.2g

合計 1食分／384kcal 食塩相当量 2.1g

※写真は2人分です

1人分
317kcal
食塩相当量
1.9g

エビのチリソース

長芋でボリュームアップ！
ねばねばもとろみづけに有効です。

材料／2人分

- エビ（無頭殻つき）……180g
- 塩……ミニスプーン1/4
- 酒……大さじ1/2
- かたくり粉……大さじ1と1/2
- 長芋……200g
- トマト……1個（200g）
- サラダ油……大さじ1
- a
  - ねぎのみじん切り……20g
  - にんにく（すりおろし）・しょうが（すりおろし）……各10g
  - 豆板醤（とうばんじゃん）……小さじ1/4
  - 赤とうがらし（種を除く）……1/2本
  - サラダ油……大さじ1/2
- b
  - トマトケチャップ・砂糖・酢……各大さじ1
- c
  - かたくり粉・しょうゆ……各小さじ1
  - 塩……ミニスプーン1/2
  - 水……1/2カップ

作り方

1. エビは殻をむき、尾の部分を1節残す。背に包丁で切り込みを入れて背わたを除く。水洗いし、キッチンペーパーで水けをしっかりふきとる。塩と酒を軽くもみ込み、かたくり粉をまぶす。
2. 長芋は皮をむき、小さめの乱切りにする。トマトはへたを除き、1cm角に切る。bとcはそれぞれ混ぜる。
3. フライパンに油、1のエビと2の長芋を入れて強めの中火にかけ、約1分焼き、裏返してさらに1分焼いて、とり出す。
4. 3のフライパンにaを入れて香りが立つまでいためる。2のトマトを加えて汁けがなくなるまで約2分煮つめる。bを加えて30秒ほどいためたら、cをよく混ぜてから加え、木べらで混ぜながらとろみが出るまで煮る。3のエビと長芋を戻し入れて約1分煮る。

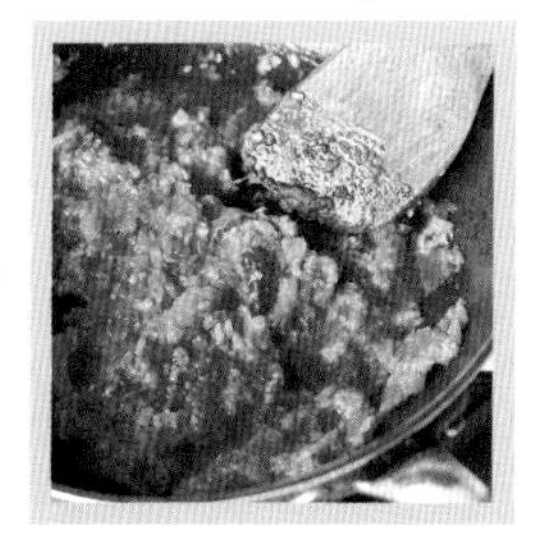

減塩のコツ！
トマトはうま味が豊富なので、トマトを加えるとケチャップの量を減らしても味のバランスがとれます。ケチャップを使う料理に応用できます。

男の減塩ポイント

2 かたくり粉でとろみをつけて味をまとわせる

3 香味野菜やスパイスを活用する

1人分
21kcal
食塩相当量
0.4g

たたききゅうりの薬味あえ

しょうがの香りがさわやか。
ねぎの辛味もアクセントに。

材料／2人分

- きゅうり……2本（200g）
- 塩……ミニスプーン1/2
- しょうが（せん切り）……15g
- 長ねぎ……20g
- a
  - 砂糖……小さじ1/4
  - 塩……ミニスプーン1/2

作り方

1. きゅうりは木べらなどで軽くつぶし、食べやすい大きさに切る。ポリ袋に入れて、塩を加えてしんなりとなるまでもみ、5分ほどおく。長ねぎは縦半分に切り、斜めに薄く切る。
2. 1のきゅうりから水が出たらしっかり絞って水を捨て、ポリ袋にa、しょうが、ねぎを加えて混ぜ、5分ほどおく。

減塩のコツ！
きゅうりは木べらでつぶし、断面をぎざぎざにすると味がからみやすくなります。

減塩のコツ！
しょうがとねぎは生で使うと香りがよりきわ立ちます。

男の減塩ポイント

3 香味野菜を活用する

減塩メニューだとは
気づかせないのが目標！
さてこのレシピは
どうかな？

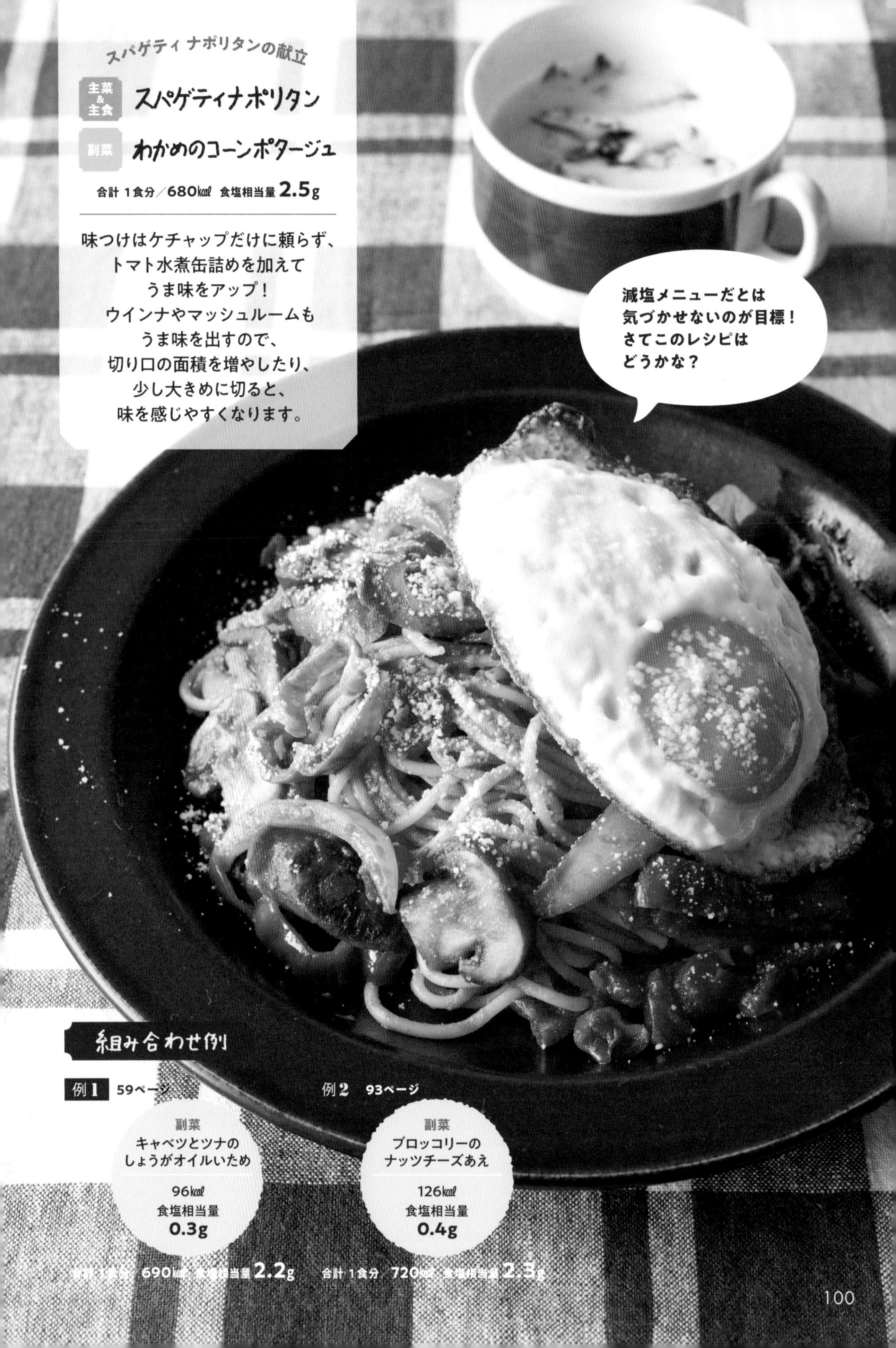

スパゲティナポリタンの献立

主菜&主食 **スパゲティナポリタン**

副菜 **わかめのコーンポタージュ**

合計 1食分／680kcal 食塩相当量 **2.5g**

味つけはケチャップだけに頼らず、
トマト水煮缶詰めを加えて
うま味をアップ！
ウインナやマッシュルームも
うま味を出すので、
切り口の面積を増やしたり、
少し大きめに切ると、
味を感じやすくなります。

組み合わせ例

例1 59ページ

副菜
キャベツとツナの
しょうがオイルいため

96kcal
食塩相当量
0.3g

合計 1食分／690kcal 食塩相当量 **2.2g**

例2 93ページ

副菜
ブロッコリーの
ナッツチーズあえ

126kcal
食塩相当量
0.4g

合計 1食分／720kcal 食塩相当量 **2.3g**

1人分
594kcal
食塩相当量
1.9g

スパゲティナポリタン

減塩したのに満足度が高いと大好評！
定番化間違いなしです。

材料／2人分

ウインナソーセージ……2本（40g）
玉ねぎ……1/2個（100g）
マッシュルーム……4個（70g）
ピーマン……2個（40g）
オリーブ油……大さじ1と1/2
トマトケチャップ……大さじ1と1/2
トマト水煮缶詰め（カットタイプ）……1カップ
塩……ミニスプーン1
こしょう……少量
スパゲティ（1.6mm）……乾160g
塩……ミニスプーン1/2
バター（食塩使用）……10g
オリーブ油……大さじ1/2
卵……2個
粉チーズ……大さじ1

男の減塩ポイント
4 トマトのうま味を活かす
5 バターでこくをプラス

作り方

1 ソーセージは斜め切りにする。玉ねぎはくし形に切る。マッシュルームは薄切りにする。ピーマンはへたと種を除いて7〜8mm幅の輪切りにする。

2 なべにたっぷりの湯を沸かし、塩を加えずに、スパゲティを袋の表示時間より1分長くゆでる。ざるにあげて冷水で洗って水けをよくきり、ボールに入れて塩、バター、オリーブ油をからめる。

3 フライパンにオリーブ油と1のソーセージ、玉ねぎ、マッシュルームを入れて中火にかけ、3分ほどいためる。1のピーマン、ケチャップ、トマト缶を加えてさっといため合わせ、2分ほど煮つめる。塩とこしょうで味をととのえ、2のスパゲティを加えていため合わせる。

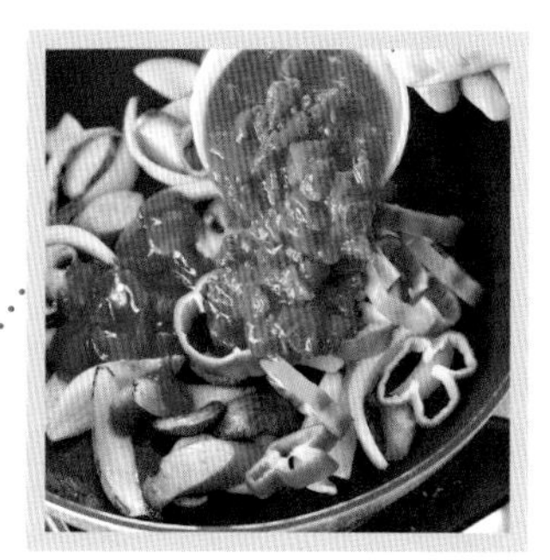

減塩のコツ！
生のトマトより味が安定・凝縮しているトマト水煮缶詰めを加えてうま味をアップさせます。

4 器に盛り、目玉焼きを作ってのせ、粉チーズをふる。

1人分
86kcal
食塩相当量
0.6g

わかめのコーンポタージュ

わかめにも塩味があるので、
コーンクリームの量は控えめに。

材料／2人分

わかめ（乾燥）……1g
a コーンクリーム缶詰め……1/2カップ
a 牛乳……3/5カップ
a 洋風スープのもと……小さじ1/3（1g）
こしょう……少量

減塩のコツ！
コーンクリームは案外塩分を含んでいるので（1カップあたり1.5g）、使う量に気をつけたいですね。わかめの塩味を活かし、スープのもとを少し加えて味のバランスをとりました。

作り方

1 わかめは水に浸してもどし、水けをきる。

2 なべにaを入れて中火にかけ、ひと煮立ちしたら1のわかめを加えて温め、こしょうで味をととのえる。

男の減塩ポイント
5 牛乳（乳脂肪）のうま味を活かす

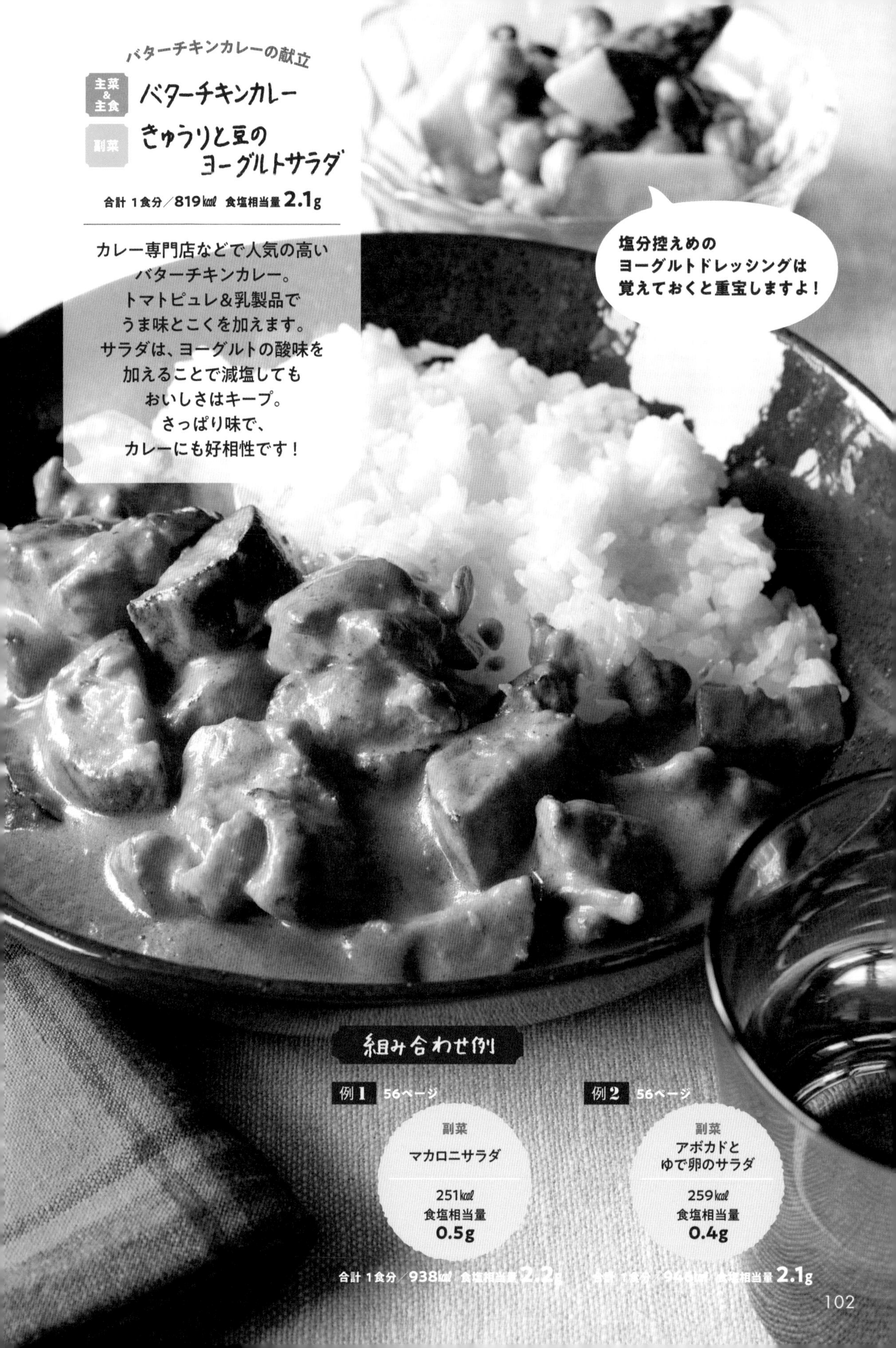

バターチキンカレーの献立

主菜&主食 バターチキンカレー

副菜 きゅうりと豆のヨーグルトサラダ

合計 1食分／819kcal 食塩相当量 **2.1g**

カレー専門店などで人気の高い
バターチキンカレー。
トマトピュレ&乳製品で
うま味とこくを加えます。
サラダは、ヨーグルトの酸味を
加えることで減塩しても
おいしさはキープ。
さっぱり味で、
カレーにも好相性です！

塩分控えめの
ヨーグルトドレッシングは
覚えておくと重宝しますよ！

組み合わせ例

例1 56ページ

副菜
マカロニサラダ
251kcal
食塩相当量
0.5g

合計 1食分／938kcal 食塩相当量 **2.2g**

例2 56ページ

副菜
アボカドと
ゆで卵のサラダ
259kcal
食塩相当量
0.4g

合計 1食分／946kcal 食塩相当量 **2.1g**

1人分
687kcal
食塩相当量
1.7g

バターチキンカレー

トマトピュレ&バターでリッチな味に。
濃厚さも充分です！

材料／2人分

鶏もも肉……200g
a
- にんにくのすりおろし……10g
- しょうがのすりおろし……10g
- トマトケチャップ・カレー粉・サラダ油……各大さじ1/2
- 塩……ミニスプーン1

ズッキーニ……大1本（200g）
トマトピュレ……1/2カップ
牛乳……1カップ
バター（食塩使用）……20g
塩……ミニスプーン1/2
ごはん……300g

作り方

1 鶏肉は一口大に切ってポリ袋に入れ、aを加えてもみ込み、5分ほどおく。ズッキーニは1.5cm厚さの半月切りにする。

2 フライパンに1の鶏肉とズッキーニを入れて中火で2分ほど焼き、裏返してさらに2分焼く。トマトピュレを加え、1分ほど弱火で煮る。牛乳とバターを加えて3分ほど煮、とろみがついたら塩で味をととのえる。

3 器にごはんを盛り、2をかける。

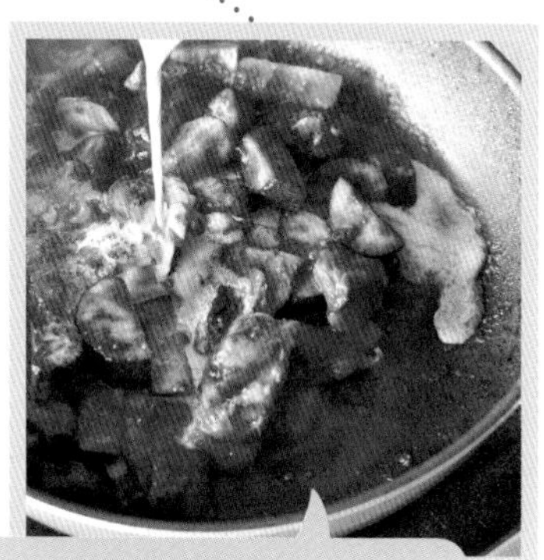

減塩のコツ！
トマトピュレを先に煮つめてうま味を凝縮させてから乳製品を加えると、味がまとまります。

男の減塩ポイント

3 香味野菜やスパイスを活用する

4 トマトのうま味を活かす

5 バターでこくをプラス

1人分
132kcal
食塩相当量
0.4g

きゅうりと豆のヨーグルトサラダ

にんにくをほんのりきかせたヨーグルトドレッシングが◎。

材料／2人分

きゅうり……1本（100g）
ミックスビーンズ（ドライパック）……100g
ヨーグルトドレッシング
- プレーンヨーグルト……大さじ2
- オリーブ油……大さじ1/2
- 塩……ミニスプーン1/2
- にんにく（すりおろし）……1g

作り方

1 きゅうりは細長い乱切りにする。

2 ボールにドレッシングの材料を混ぜ合わせ、1のきゅうりとミックスビーンズを加えてあえる。

減塩のコツ！
ヨーグルトをうまく使うと、カロリーオフや減塩に役立ちます。マヨネーズやオリーブ油と混ぜてドレッシングにするのがおすすめ。どんな野菜にも合います。

男の減塩ポイント

3 にんにくの香りをきかせる

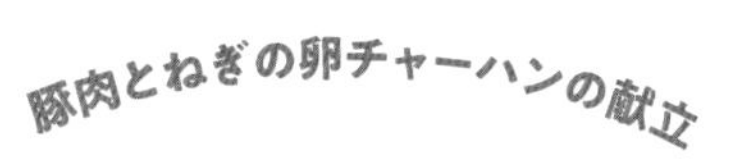

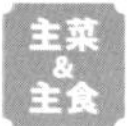

豚肉とねぎの卵チャーハン

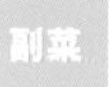

蒸しなすのピリ辛ポン酢あえ

合計 1食分／697kcal 食塩相当量 **2.1g**

男性人気の高いチャーハンは、
豚バラと鶏がらスープのもとでうま味
豊かに仕上げます。つけ合わせには、
塩分をぐっとおさえた蒸しなすがおすすめ。
ポン酢しょうゆでさっぱりいただきます。

減塩するのが
むずかしいメニューで
あればあるほど
やる気が出ちゃう！

組み合わせ例

例1 64ページ

汁物
えのきとしいたけのサンラータン風
31kcal
食塩相当量
0.7g

合計 1食分／677kcal 食塩相当量 **2.1g**

例2 99ページ

副菜
たたききゅうりの薬味あえ
21kcal
食塩相当量
0.4g

合計 1食分／667kcal 食塩相当量 **1.8g**

1人分
646kcal
食塩相当量
1.4g

豚肉とねぎの卵チャーハン

**豚肉の脂も味つけのうち！
ごはんによくまとわせるのがポイント。**

材料／2人分

- 豚バラ薄切り肉……100g
- 塩……ミニスプーン1/2
- こしょう……少量
- 小ねぎ（小口切り）……10本（30g）
- 卵……2個
- ごはん……400g
- サラダ油……大さじ1/2
- a 鶏がらスープのもと……小さじ1（3g）
- a 塩……ミニスプーン1/2
- a 酒……大さじ1

作り方

1 豚肉は5㎜幅に切り、塩とこしょうで下味をつける。卵はときほぐす。

2 フライパンに油を入れて中火にかけ、1の卵を流し入れる。大きく混ぜて半熟状になったらごはんを加え、強めの中火で2分ほどいためてとり出す。

3 2のフライパンに1の豚肉を入れて、中火で2分いためる。小ねぎ、混ぜ合わせたaを加えて30秒いためたら、2のごはんを戻し入れて1分ほどいため合わせる。

男の減塩ポイント
1 豚肉に下味をしっかりつける
5 豚肉の脂のうま味を活かす

減塩のコツ！
豚バラ肉をいためて出てきた脂に、鶏がらスープを加えて"味のもと"を作ります。これをごはんにまとわせるようにいためれば味が決まります。

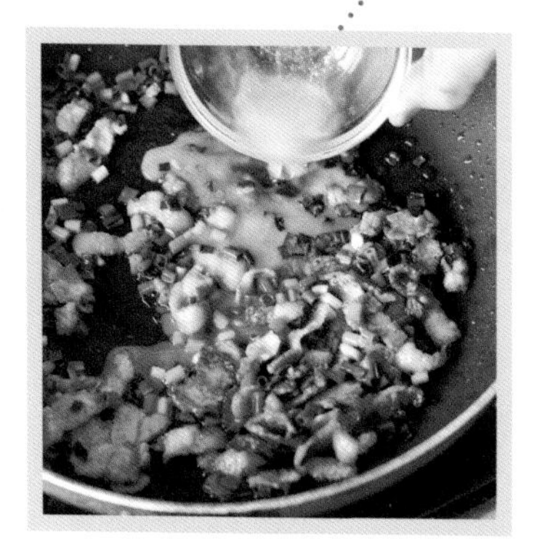

1人分
51kcal
食塩相当量
0.6g

蒸しなすのピリ辛ポン酢あえ

**ポン酢しょうゆの酸味に
からしをほんのりきかせて。**

減塩のコツ！
ポン酢しょうゆは味つけに便利！ 練りがらしやラー油などの辛味を足すと量を控えやすくなります。

材料／2人分

- なす……3本（300g）
- ポン酢しょうゆ（市販品）※……大さじ1
- 練りがらし……小さじ1/2強（3g）
- ラー油……適量

※70ページの自家製減塩ポン酢しょうゆにすると約0.2g減塩できます。

作り方

1 なすはへたを除き、フォークで数か所穴をあけ、水にさっとくぐらせる。耐熱皿に並べて、ふんわりとラップをかけて電子レンジ（600W）で3～4分加熱する。ラップをはずしてあら熱をとり、6～8等分に手で裂く。

2 ボールにポン酢しょうゆとからしを入れて混ぜ、1のなすを加えてあえる。

3 器に盛り、ラー油をかける。

男の減塩ポイント
3 スパイスを活用する
6 ポン酢しょうゆで酸味をきかせる

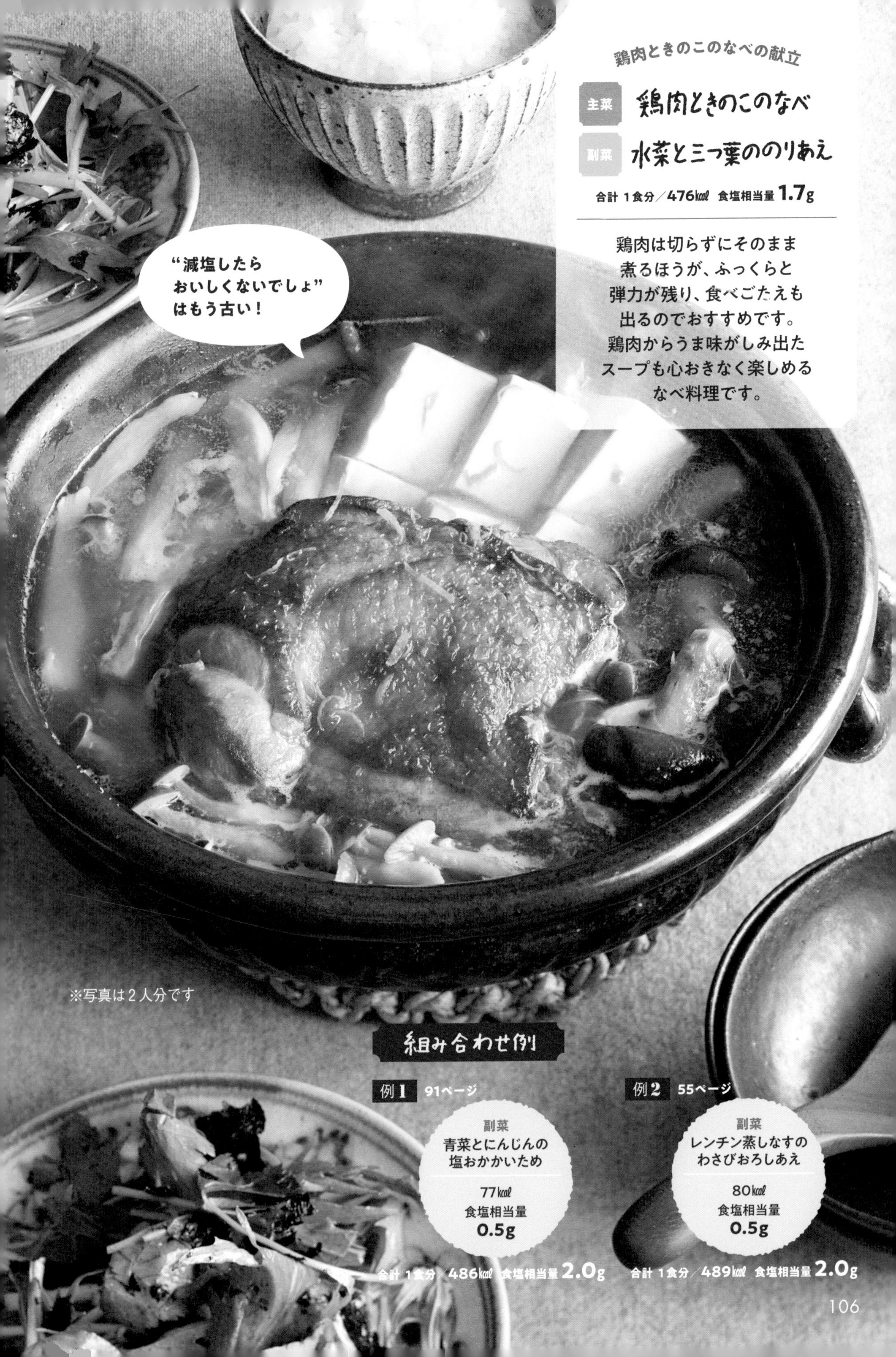

鶏肉ときのこなべの献立

主菜 鶏肉ときのこなべ

副菜 水菜と三つ葉ののりあえ

合計 1食分／476kcal 食塩相当量 1.7g

鶏肉は切らずにそのまま
煮るほうが、ふっくらと
弾力が残り、食べごたえも
出るのでおすすめです。
鶏肉からうま味がしみ出た
スープも心おきなく楽しめる
なべ料理です。

※写真は２人分です

組み合わせ例

例1 91ページ

副菜
青菜とにんじんの
塩おかかいため

77kcal
食塩相当量
0.5g

合計 1食分／486kcal 食塩相当量 2.0g

例2 55ページ

副菜
レンチン蒸しなすの
わさびおろしあえ

80kcal
食塩相当量
0.5g

合計 1食分／489kcal 食塩相当量 2.0g

1人分
409kcal
食塩相当量
1.5g

鶏肉ときのこのなべ

**鶏肉の脂にもうま味がたっぷり！
ゆずを加えて“後味さっぱり”に仕上げます。**

材料／2人分

材料	分量
鶏もも肉	大1枚（300g）
塩	ミニスプーン1
しめじ類	200g
エリンギ	100g
生しいたけ	3枚（60～80g）
絹ごし豆腐	1/2丁（200g）
水	2カップ
みりん	大さじ1
塩	ミニスプーン1と1/2
ゆずの皮のせん切り	適量

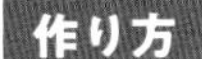

作り方

1 しめじは石づきを除いてほぐす。エリンギは長さを半分に切って手で食べやすく裂く。しいたけは石づきを除いて半分に切る。豆腐は6等分に切る。

2 なべに1の具を入れ、分量の水とみりんを加える。

3 鶏肉はキッチンペーパーで水けをしっかりふきとり、塩をもみ込む。フライパンに皮目を下にして入れ、強めの中火で皮目側を5分ほど焼く。

4 2のなべに3の鶏肉を皮目を上にして入れ、フライパンに残った脂も加える。ふたをして中火で5分ほど煮たら、塩を加えて味をととのえる。ゆずの皮を散らす。鶏肉はキッチンばさみなどで切って食べる。

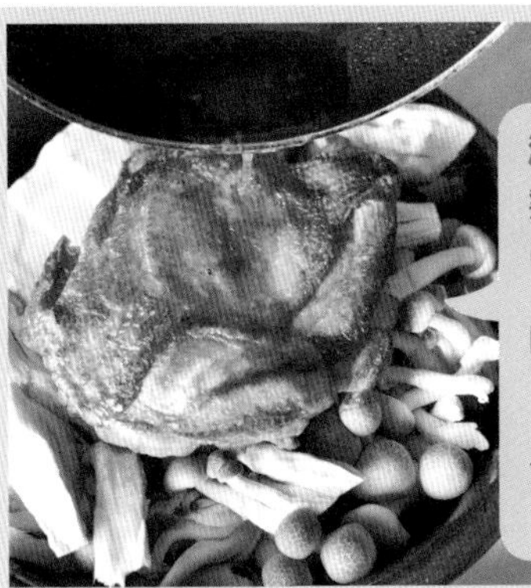

減塩のコツ！
鶏肉を焼いたときに出た脂も加えるとうま味たっぷり！ 鶏肉は切らずにそのまま煮るほうが、ふっくらと弾力が残って食べごたえが出るのでおすすめです。

男の減塩ポイント

1 鶏肉に下味をしっかりつける

5 鶏肉を焼いて香ばしさをプラス

1人分
67kcal
食塩相当量
0.2g

水菜と三つ葉ののりあえ

**三つ葉とのりの香りが味に広がりをつけます。
低塩の副菜は重宝します。**

材料／2人分

材料	分量
水菜	50g
三つ葉	30g
ごま油	大さじ1
焼きのり	全型1枚
酢	小さじ1
しょうゆ	ミニスプーン2

作り方

1 水菜と三つ葉は3cm長さに切り、水にさっとさらし、しっかりと水けをきる。ともにボールに入れ、ごま油を加えてからめる。

2 のりをちぎり入れ、酢を加えて混ぜ、しょうゆを加えて混ぜ合わせる。

減塩のコツ！
のりの風味が野菜にからんで、味も全体にいきわたります！

男の減塩ポイント

3 香味野菜を活用する

5 ごま油のこくと香りを活かす

6 酢でこくをプラス

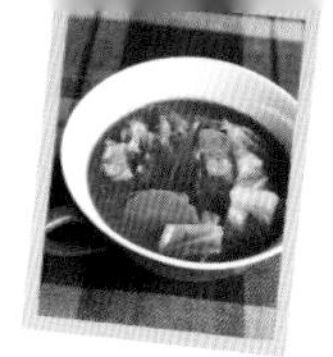
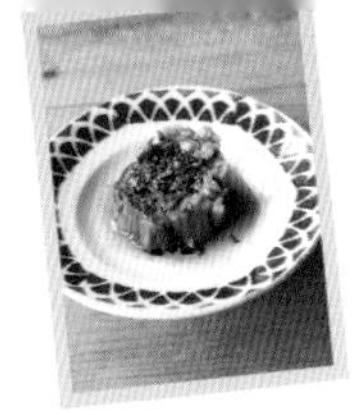

掲載料理索引と栄養価一覧

ページ	料理名	エネルギー	たんぱく質	脂質	コレステロール	炭水化物	食物繊維総量	ミネラル（無機質）					ビタミン							食塩相当量
								ナトリウム	カリウム	カルシウム	リン	鉄	レチノール活性当量	D	E	K	B_1	B_2	C	
		kcal	g	g	mg	g	g	mg	mg	mg	mg	mg	µg	µg	mg	µg	mg	mg	mg	g
主菜　主菜＆主食　主菜＆汁物																				
17	豚肉のしょうが焼き	314	16.9	20.7	46	14.0	2.4	551	577	43	197	0.8	29	0.1	1.6	53	0.59	0.16	33	**1.4**
19	鶏肉のから揚げ	509	27.3	34.6	134	18.2	1.3	325	627	22	303	1.4	76	0.6	3.5	87	0.24	0.31	14	**0.8**
21	サーモンフライタルタルソース	445	28.9	29.0	193	14.6	1.3	603	545	94	339	1.9	89	32.6	4.0	55	0.22	0.39	15	**1.5**
23	ブリ大根	273	18.2	14.2	58	18.6	1.6	352	598	31	136	1.4	40	6.4	1.6	0	0.21	0.31	13	**0.9**
25	麻婆豆腐	394	22.2	25.9	56	12.3	1.7	484	562	107	241	2.4	18	0.3	0.9	24	0.69	0.25	4	**1.2**
27	ポークカレー	833	31.5	40.1	100	80.2	4.0	705	914	172	415	2.1	52	0.4	2.7	39	0.93	0.49	32	**1.8**
29	ごまだれ冷やし中華	660	43.4	20.5	190	74.5	6.8	754	1119	390	547	4.3	91	0.7	1.2	43	0.32	0.39	23	**1.9**
31	チキンマカロニグラタン	708	36.9	39.0	153	50.3	4.0	593	971	426	607	1.6	243	1.4	1.8	41	0.37	0.67	9	**1.5**
33	牛丼	627	23.1	27.0	72	70.0	3.6	791	685	30	299	1.9	7	0.6	0.6	8	0.25	0.30	7	**2.0**
35	ミートソーススパゲティ	770	31.3	35.8	81	75.4	5.9	753	1020	97	326	4.1	281	0.3	3.2	36	0.54	0.41	20	**1.9**
37	焼き肉	446	24.2	23.8	70	35.5	6.4	542	1066	51	307	2.7	264	0.6	5.8	45	0.24	0.41	62	**1.4**
39	具だくさん豚汁	293	10.1	21.2	36	15.2	5.0	353	573	55	139	1.1	184	0.3	0.7	12	0.35	0.17	15	**0.9**
40	豚キムチ	269	16.2	18.3	52	8.9	2.6	570	549	43	175	1.1	82	0.2	1.3	94	0.55	0.29	16	**1.4**
41	豚肉ののりえのき巻き	350	22.7	23.5	61	13.3	4.1	416	955	80	296	2.0	108	0.6	1.2	74	0.87	0.33	19	**1.1**
42	グリルチキンのシーザーサラダ	499	25.6	40.7	127	6.6	3.4	515	895	111	320	1.5	114	0.6	4.2	67	0.22	0.37	21	**1.3**
43	ささ身チーズカツレツ	387	28.2	23.5	73	13.7	1.7	362	691	101	311	0.7	72	0	2.4	41	0.17	0.19	21	**0.9**
44	手羽先の香味グリル	306	18.5	23.2	126	3.1	1.0	273	255	38	152	0.7	54	0.6	1.7	57	0.09	0.11	22	**0.7**
45	牛ステーキ	598	31.0	48.0	98	6.9	2.9	517	867	32	295	2.7	14	0	2.8	38	0.18	0.40	83	**1.3**
46	棒ギョーザ	441	20.9	27.9	74	23.5	1.7	575	500	42	162	1.6	55	0.4	2.0	83	0.74	0.27	24	**1.5**
47	しそ鶏つくね	239	25.0	10.0	73	12.1	2.4	426	541	20	265	0.6	37	0.3	1.4	49	0.17	0.21	7	**1.1**
48	サケとじゃが芋のペペロンチーノいため	301	24.5	12.5	59	21.2	2.3	447	821	20	287	1.1	42	32.0	2.4	5	0.25	0.27	36	**1.1**
49	サバのソテーねぎソースかけ	428	22.2	31.0	62	12.6	2.0	399	649	25	262	1.6	97	5.1	3.5	15	0.29	0.35	23	**1.0**
50	タコと長芋のホイル焼き	195	13.4	6.8	75	21.0	2.1	214	590	41	95	0.6	4	0	1.9	3	0.13	0.06	26	**0.5**
51	アサリとブロッコリーのスパゲティ	646	16.0	32.2	12	70.6	7.2	565	694	76	229	3.4	104	0	5.1	136	0.31	0.29	106	**1.4**

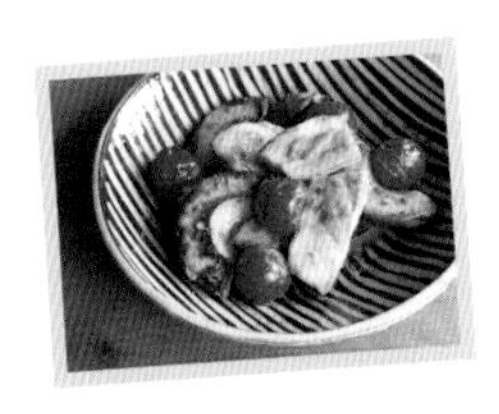
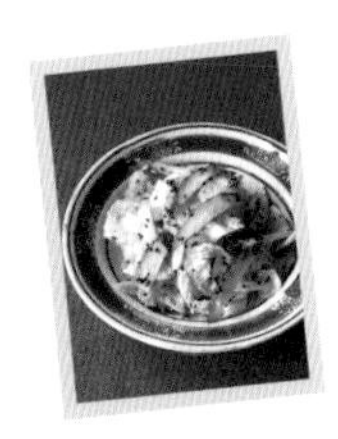
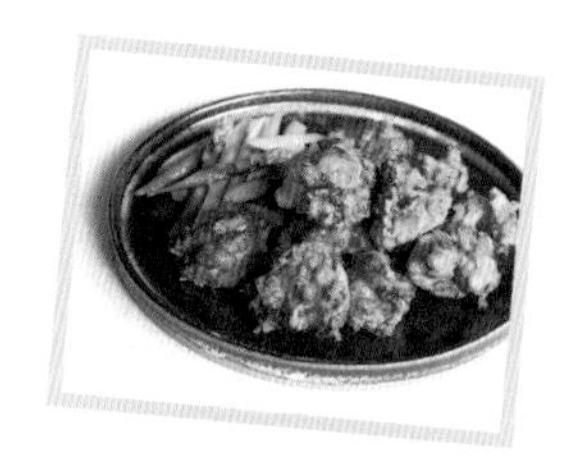

- 『日本食品標準成分表2015年版（七訂）』（文部科学省）に基づいて栄養価計算をしています。
- すべて１人分の栄養価です。
- 食品成分のデータがない食品は、それに近い食品（代用品）で算出しました。
- 調理法に応じて「ゆで」「炊き」「蒸し」などのデータがあるものはそれを用いて算出し、データがないものは「生」を用いて算出しました。
- 調味料などは、実際口に入る量を考慮して算出してあります。
- 献立の合計の栄養価の多少の相違は端数処理によるものです。

ページ	料理名	エネルギー	たんぱく質	脂質	コレステロール	炭水化物	食物繊維総量	ミネラル（無機質）					ビタミン							食塩相当量
								ナトリウム	カリウム	カルシウム	リン	鉄	レチノール活性当量	D	E	K	B_1	B_2	C	
		kcal	g	g	mg	g	g	mg	mg	mg	mg	mg	μg	μg	mg	μg	mg	mg	mg	g
副菜																				
53	きゅうりのピリ辛あえ	85	1.1	7.6	0	3.0	1.1	134	214	27	38	0.4	32	0	0.4	35	0.03	0.04	14	**0.3**
53	レタスときゅうりのごまナムル	109	1.7	9.3	0	5.3	1.7	97	219	77	54	0.8	24	0	0.4	33	0.06	0.04	10	**0.2**
54	トマトみょうが冷ややっこ	76	5.8	3.1	0	6.6	1.2	318	342	68	103	1.1	40	0	0.6	18	0.14	0.08	18	**0.8**
54	トマトのとろろこんぶ甘酢あえ	45	1.1	1.6	0	7.9	1.7	227	342	24	36	0.3	47	0	1.0	8	0.06	0.03	15	**0.6**
55	レンチン蒸しなすのわさびおろしあえ	80	1.6	5.0	1	7.9	2.9	204	350	31	44	0.5	8	0	0.4	11	0.06	0.06	10	**0.5**
55	タコと豆苗のしょうがじょうゆだれ	99	12.1	4.5	75	2.1	0.8	388	230	20	81	0.4	88	0	1.8	70	0.08	0.10	29	**1.0**
56	マカロニサラダ	251	4.6	13.6	16	26.7	1.8	206	223	43	78	0.6	155	0.1	1.9	35	0.09	0.07	7	**0.5**
56	アボカドとゆで卵のサラダ	259	9.1	23.0	240	5.5	3.8	170	595	39	146	1.6	87	1.1	3.5	15	0.11	0.38	11	**0.4**
57	れんこんのきんぴら	117	2.6	4.0	0	18.9	2.7	290	486	40	90	0.8	15	0	1.3	6	0.11	0.03	48	**0.7**
57	オクラとなすのカレーいため	119	2.0	9.3	1	7.9	4.5	106	315	65	56	0.8	36	0	1.5	48	0.09	0.09	9	**0.3**
58	えのきとしめじの青のりバター塩焼き	58	2.9	4.5	11	6.5	4.0	151	374	5	108	1.1	35	0.8	0.1	1	0.21	0.17	0	**0.4**
58	豆苗とピーマンのおかかにんにくいため	88	4.3	6.0	2	6.3	3.8	107	384	34	68	1.1	289	0	3.2	235	0.21	0.24	101	**0.3**
59	じゃが芋の鶏そぼろあんかけ	217	14.7	1.1	36	39.5	2.1	394	873	12	190	0.9	5	0.1	0.2	8	0.19	0.11	54	**1.0**
59	キャベツとツナのしょうがオイルいため	96	7.0	5.6	17	5.3	1.8	106	281	45	85	0.5	10	1.1	0.7	83	0.04	0.05	41	**0.3**
汁物																				
61	キャベツとにんじんの野菜スープ	49	2.2	0.2	0	11.1	2.4	142	522	44	35	0.6	215	0	1.2	51	0.08	0.07	26	**0.3**
61	いため玉ねぎのスープ	59	0.6	4.1	1	5.1	0.8	129	79	12	18	0.2	1	0	0.4	2	0.02	0.01	4	**0.3**
62	刻みオクラとのりのみそ汁	19	1.6	0.3	0	3.1	1.6	265	167	32	40	0.3	20	0	0.3	19	0.04	0.05	3	**0.7**
62	油揚げとパプリカのみそ汁	88	5.0	5.5	0	5.2	1.2	264	217	60	88	0.9	44	0	2.4	14	0.05	0.09	85	**0.7**
63	じゃが芋とわかめのごまみそ汁	62	2.2	1.4	0	10.7	1.3	264	311	38	57	0.6	1	0	0	9	0.07	0.04	18	**0.7**
63	なめことねぎのすまし汁	26	2.0	0.1	1	6.6	2.7	405	286	21	65	0.5	3	0	0.1	3	0.07	0.09	6	**1.0**
64	サクラエビとにらの中国風スープ	13	1.5	0.1	11	1.8	0.5	289	120	40	25	0.2	58	0	0.6	36	0.01	0.03	4	**0.7**
64	えのきとしいたけのサンラータン風	31	2.1	1.2	0	6.2	2.8	272	229	1	74	0.7	1	0.5	0	0	0.15	0.13	0	**0.7**

ページ	料理名	エネルギー	たんぱく質	脂質	コレステロール	炭水化物	食物繊維総量	ミネラル（無機質） ナトリウム	カリウム	カルシウム	リン	鉄	ビタミン レチノール活性当量	D	E	K	B1	B2	C	食塩相当量
		kcal	g	g	mg	g	g	mg	mg	mg	mg	mg	µg	µg	mg	µg	mg	mg	mg	g
自家製減塩調味料																				
66	減塩めんつゆ（100mL）	60	2.9	0	0	12.2	0	2357	164	11	58	0.5	0	0	0	0	0.03	0.05	0	**6.0**
66	減塩めんつゆ（大さじ1）	9	0.4	0	0	2.0	0	368	26	2	9	0.1	0	0	0	0	0	0.01	0	**0.9**
67	鶏胸肉のめんつゆ竜田揚げ	430	23.6	20.5	73	35.7	2.7	531	716	20	252	0.9	266	0.1	5.7	62	0.15	0.18	35	**1.3**
68	カジキとアボカドのめんつゆバターいため	372	22.0	27.7	83	10.0	4.7	601	1150	19	324	1.3	132	8.8	7.7	9	0.17	0.28	28	**1.5**
69	シラスとさやえんどうの卵とじ	130	10.4	5.9	250	8.6	1.6	608	271	66	183	1.4	105	4.4	0.9	19	0.10	0.28	19	**1.5**
69	焼きアスパラのめんつゆ漬け	29	3.0	0.2	0	5.4	1.8	297	291	20	67	0.8	31	0	1.5	43	0.14	0.16	15	**0.8**
70	減塩ポン酢しょうゆ（100mL）	28	2.1	0.1	0	4.9	0.1	1351	194	15	48	0.4	1	0	0	0	0.03	0.05	14	**3.4**
70	減塩ポン酢しょうゆ（大さじ1）	4	0.3	0	0	0.8	0	211	30	2	7	0.1	0	0	0	0	0.01	0.01	2	**0.5**
71	豚肉とれんこんのみょうがポン酢漬け	501	21.8	32.3	61	28.1	2.1	594	814	31	272	1.0	6	0.1	2.6	26	0.80	0.18	53	**1.5**
72	サケとなすのトマトポン酢だれ	302	24.6	16.3	60	12.9	2.7	383	682	39	289	1.0	41	32.0	2.6	17	0.23	0.28	15	**1.0**
73	エビとエリンギのガーリックポン酢いため	216	19.2	12.7	128	9.7	3.8	468	621	66	288	0.6	3	1.2	2.1	5	0.19	0.26	5	**1.2**
73	にらさんしょうポン酢	21	1.3	0.7	0	2.8	1.5	140	159	33	20	0.4	117	0	1.0	104	0.02	0.05	5	**0.4**
74	減塩焼き肉のたれ（100mL）	136	2.7	1.3	0	31.2	0.2	1916	131	15	55	0.6	0	0	0	0	0.02	0.05	1	**4.9**
74	減塩焼き肉のたれ（大さじ1）	21	0.4	0.2	0	4.9	0	299	20	2	9	0.1	0	0	0	0	0	0.01	0	**0.8**
75	牛肉ともやしのプルコギ風	495	20.0	37.7	71	17.4	3.7	654	826	87	222	2.6	527	0.1	2.1	155	0.19	0.35	26	**1.7**
76	ブリのソテー香味照り焼き	277	18.4	17.4	58	10.1	1.1	347	425	28	126	1.4	80	6.4	2.2	32	0.21	0.32	7	**0.9**
77	マグロとアボカドの焼き肉のたれ漬け	259	22.1	15.4	38	10.3	4.0	380	849	14	254	1.5	67	3.8	3.1	0	0.15	0.20	13	**1.0**
77	竹の子の焼き肉のたれいため	95	3.0	6.4	0	7.9	2.3	243	93	21	45	0.4	1	0	1.4	4	0.01	0.05	0	**0.6**
78	減塩オイスターソース（100mL）	100	4.6	0.2	1	22.6	0.1	2612	154	16	74	0.7	0	0	0.1	1	0.01	0.04	0	**6.6**
78	減塩オイスターソース（大さじ1）	16	0.7	0	0	3.5	0	408	24	2	12	0.1	0	0	0	0	0	0.01	0	**1.0**
79	しめじの豚バラ巻きごまオイスターソース	414	14.6	34.7	53	11.1	3.6	370	549	63	208	1.4	20	0.8	0.8	18	0.53	0.25	6	**0.9**
80	チンジャオロースー風	508	18.6	39.7	72	16.8	3.6	479	577	36	189	1.6	45	0.1	2.2	36	0.12	0.23	84	**1.2**
81	イカとズッキーニのオイスターバターいため	184	19.8	9.0	261	5.8	1.3	575	641	38	297	0.7	66	0.3	2.6	36	0.12	0.11	21	**1.5**
81	長芋のレンジ蒸しレモンオイスターソースかけ	71	2.4	0.3	0	15.2	1.0	134	440	18	31	0.4	0	0	0.2	0	0.10	0.02	7	**0.3**
82	減塩中濃ソース（100mL）	170	0.7	0.1	0	31.4	0.6	1451	135	40	14	1.1	4	0	0.3	1	0.01	0.03	0	**3.7**
82	減塩中濃ソース（大さじ1）	19	0.1	0	0	4.9	0.1	227	21	6	2	0.2	1	0	0	0	0	0	0	**0.6**
83	豚バラと小松菜のくたくたソースいため	443	16.0	37.1	70	7.7	2.0	402	763	180	177	3.6	272	0.5	1.6	217	0.60	0.26	40	**1.0**
84	ヒレカツ	359	26.3	20.0	117	16.3	1.2	460	585	38	289	2.1	76	0.5	2.8	71	1.37	0.36	9	**1.2**
84	牛肉とまいたけのソース煮込み	802	23.4	40.6	82	80.2	5.2	570	696	33	273	1.8	41	5.0	1.6	13	0.21	0.39	6	**1.4**

ページ	料理名	エネルギー	たんぱく質	脂質	コレステロール	炭水化物	食物繊維総量	ミネラル（無機質） ナトリウム	カリウム	カルシウム	リン	鉄	ビタミン レチノール活性当量	D	E	K	B_1	B_2	C	食塩相当量
		kcal	g	g	mg	g	g	mg	mg	mg	mg	mg	µg	µg	mg	µg	mg	mg	mg	g
２品献立																				
87	ポークソテー	533	28.0	35.0	87	23.2	3.6	483	668	25	310	1.4	55	0.2	1.6	21	1.03	0.28	13	**1.2**
87	ポテトサラダ	210	3.8	7.2	16	33.4	3.0	191	772	41	104	0.9	120	0.1	1.0	24	0.17	0.09	59	**0.5**
87	**２品の合計**	743	31.8	42.2	103	56.6	6.6	674	1440	66	414	2.3	175	0.3	2.6	45	1.20	0.37	72	**1.7**
89	油淋鶏	407	21.8	25.4	112	19.5	1.2	451	541	28	246	1.6	95	0.5	2.3	72	0.16	0.24	9	**1.1**
89	もやしとセロリのナムル	52	1.1	4.1	0	3.1	1.4	110	240	25	32	0.2	2	0	0.2	7	0.04	0.04	8	**0.3**
89	**２品の合計**	459	22.9	29.5	112	22.6	2.6	561	781	53	278	1.8	97	0.5	2.5	79	0.20	0.28	17	**1.4**
91	肉豆腐 カレー風味	441	25.6	30.3	54	13.9	2.3	784	657	183	344	2.9	9	0.1	1.3	39	0.21	0.23	8	**2.0**
91	青菜とにんじんの塩おかかいため	77	2.1	6.2	3	3.4	1.6	213	331	93	39	1.6	303	0.1	1.4	120	0.07	0.09	21	**0.5**
91	**２品の合計**	518	27.7	36.5	57	17.3	3.9	997	988	276	383	4.5	312	0.2	2.7	159	0.28	0.32	29	**2.5**
93	煮込みハンバーグ	489	26.0	33.0	147	19.8	2.2	494	612	48	204	3.4	82	0.5	1.7	33	0.40	0.35	9	**1.3**
93	ブロッコリーのナッツチーズあえ	126	7.7	8.8	3	7.3	5.5	160	438	103	163	1.4	75	0	5.5	161	0.14	0.32	120	**0.4**
93	**２品の合計**	615	33.7	41.8	150	27.1	7.7	654	1050	151	367	4.8	157	0.5	7.2	194	0.54	0.67	129	**1.7**
95	カジキとれんこんの照り焼き	260	21.5	9.8	72	22.3	1.6	527	809	21	329	1.0	64	8.8	5.1	4	0.14	0.11	37	**1.3**
95	きのこのおろしあえ	27	2.7	0.4	0	6.8	3.8	148	406	14	89	0.4	0	0.4	0	0	0.13	0.15	7	**0.4**
95	**２品の合計**	287	24.2	10.2	72	29.1	5.4	675	1215	35	418	1.4	64	9.2	5.1	4	0.27	0.26	44	**1.7**
97	サバのねぎみそ煮	292	18.2	13.2	47	27.7	2.5	697	460	43	214	1.6	33	3.8	1.2	8	0.20	0.28	12	**1.8**
97	にんじんの白あえ	95	4.2	4.8	0	9.8	2.2	285	253	117	88	1.1	345	0	0.3	16	0.11	0.07	3	**0.7**
97	**２品の合計**	387	22.4	18.0	47	37.5	4.7	982	713	160	302	2.7	378	3.8	1.5	24	0.31	0.35	15	**2.5**
99	エビのチリソース	317	20.4	9.8	135	36.6	2.7	764	970	94	264	1.1	60	0	3.9	21	0.24	0.09	29	**1.9**
99	たたききゅうりの薬味あえ	21	1.2	0.1	0	4.7	1.5	153	241	31	41	0.4	29	0	0.3	35	0.04	0.04	16	**0.4**
99	**２品の合計**	338	21.6	9.9	135	41.3	4.2	917	1211	125	305	1.5	89	0	4.2	56	0.28	0.13	45	**2.3**
101	スパゲティナポリタン	594	16.6	24.6	25	74.3	5.7	760	746	83	256	2.2	97	0.2	3.0	16	0.32	0.24	32	**1.9**
101	わかめのコーンポタージュ	86	3.0	2.7	7	12.9	1.1	241	174	74	83	0.3	26	0.2	0.1	9	0.04	0.12	2	**0.6**
101	**２品の合計**	680	19.7	27.3	33	87.2	6.7	1001	921	157	339	2.5	123	0.4	3.1	25	0.35	0.36	35	**2.5**
103	バターチキンカレー	687	26.7	30.1	123	73.6	3.4	656	1170	171	390	2.2	191	0.8	3.5	80	0.29	0.42	36	**1.7**
103	きゅうりと豆のヨーグルトサラダ	132	7.3	6.2	2	12.1	6.1	169	448	65	144	1.4	19	0	0.6	22	0.10	0.08	7	**0.4**
103	**２品の合計**	819	34.1	36.3	124	85.6	9.5	825	1618	236	534	3.6	211	0.8	4.0	102	0.39	0.50	43	**2.1**
105	豚肉とねぎの卵チャーハン	646	18.8	26.5	245	76.3	1.0	558	295	49	229	1.6	109	1.2	1.3	33	0.34	0.32	7	**1.4**
105	蒸しなすのピリ辛ポン酢あえ	51	2.0	1.4	2	9.0	3.3	251	358	30	53	0.5	13	0	0.5	15	0.08	0.08	8	**0.6**
105	**２品の合計**	697	20.9	27.9	247	85.3	4.3	808	653	79	283	2.1	122	1.2	1.8	48	0.42	0.40	15	**2.1**
107	鶏肉ときのこのなべ	409	34.9	25.2	134	16.3	7.3	587	1229	69	508	2.4	61	1.9	1.3	56	0.51	0.60	13	**1.5**
107	水菜と三つ葉ののりあえ	67	1.4	6.1	0	2.5	1.6	75	235	64	35	0.9	103	0	0.7	69	0.04	0.10	19	**0.2**
107	**２品の合計**	476	36.3	31.3	134	18.8	8.9	662	1464	133	543	3.3	164	1.9	2.0	125	0.55	0.70	32	**1.7**

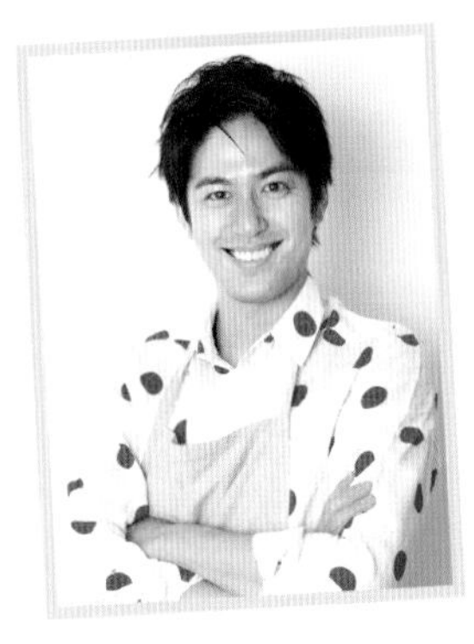

本田よう一（ほんだよういち）

1983年生まれ。福島県泉崎村出身。料理家、栄養士。野菜をたっぷり使い、素材の味を活かしたレシピを得意とし、家族みんなで楽しめる味に定評がある。
地元福島でもテレビ、新聞をはじめ、県、町などの料理教室や商品開発に携わる。
妻とともに6歳の男の子と2歳の女の子を育児中。
著書に『2品おかずで塩分一日6g生活』『パパ離乳食はじめます。』（ともに女子栄養大学出版部）など。

ホームページ https://youichi-honda.com
Twitter https://twitter.com/youichihonda

撮影／原ヒデトシ
スタイリング／浜田恵子
デザイン／中山詳子、渡部敦人（松本中山事務所）
イラスト／松本孝志
栄養価計算／大越郷子
校正／くすのき舎
編集協力／石田純子

※本書は月刊誌『栄養と料理』2020年1～12月号掲載の記事を再編集し、
また新たに取材、撮影した記事を合わせて構成・書籍化したものです。

塩分1日6g
わがまま男をうならせる
うまい！減塩めし

2021年1月30日　初版第1刷発行
2024年9月1日　初版第5刷発行

編／女子栄養大学出版部『栄養と料理』
料理／本田よう一
発行者／香川明夫
発行所／女子栄養大学出版部
〒170-8481　東京都豊島区駒込3－24－3
電話　03-3918-5411（販売）
　　　03-3918-5301（編集）
ホームページ　https://eiyo21.com/
振替　00160-3-84647
印刷・製本所　シナノ印刷株式会社

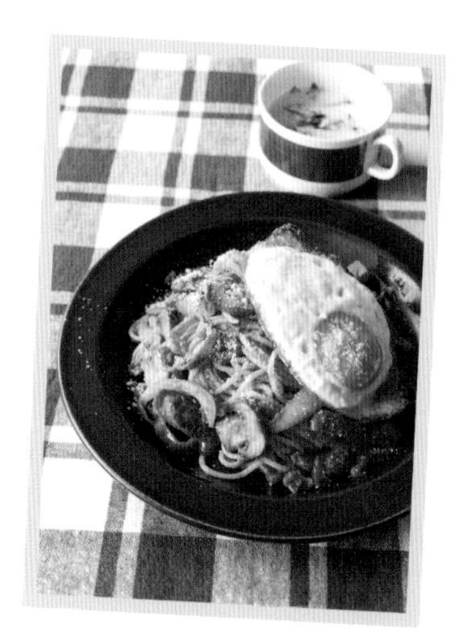

ISBN978-4-7895-1840-6